DE LA VALEUR

DE QUELQUES

PHÉNOMÈNES CONGESTIFS

DANS LA DOTHIENENTERIE

PAR

Le Dr Joseph CAZALIS,

Ancien interne lauréat des hôpitaux de Paris (2e mention, Concours de 1871),
Membre de la Société anatomique.

<hr>

PARIS

ADRIEN DELAHAYE, LIBRAIRE-ÉDITEUR

PLACE DE L'ECOLE-DE-MEDECINE

1874

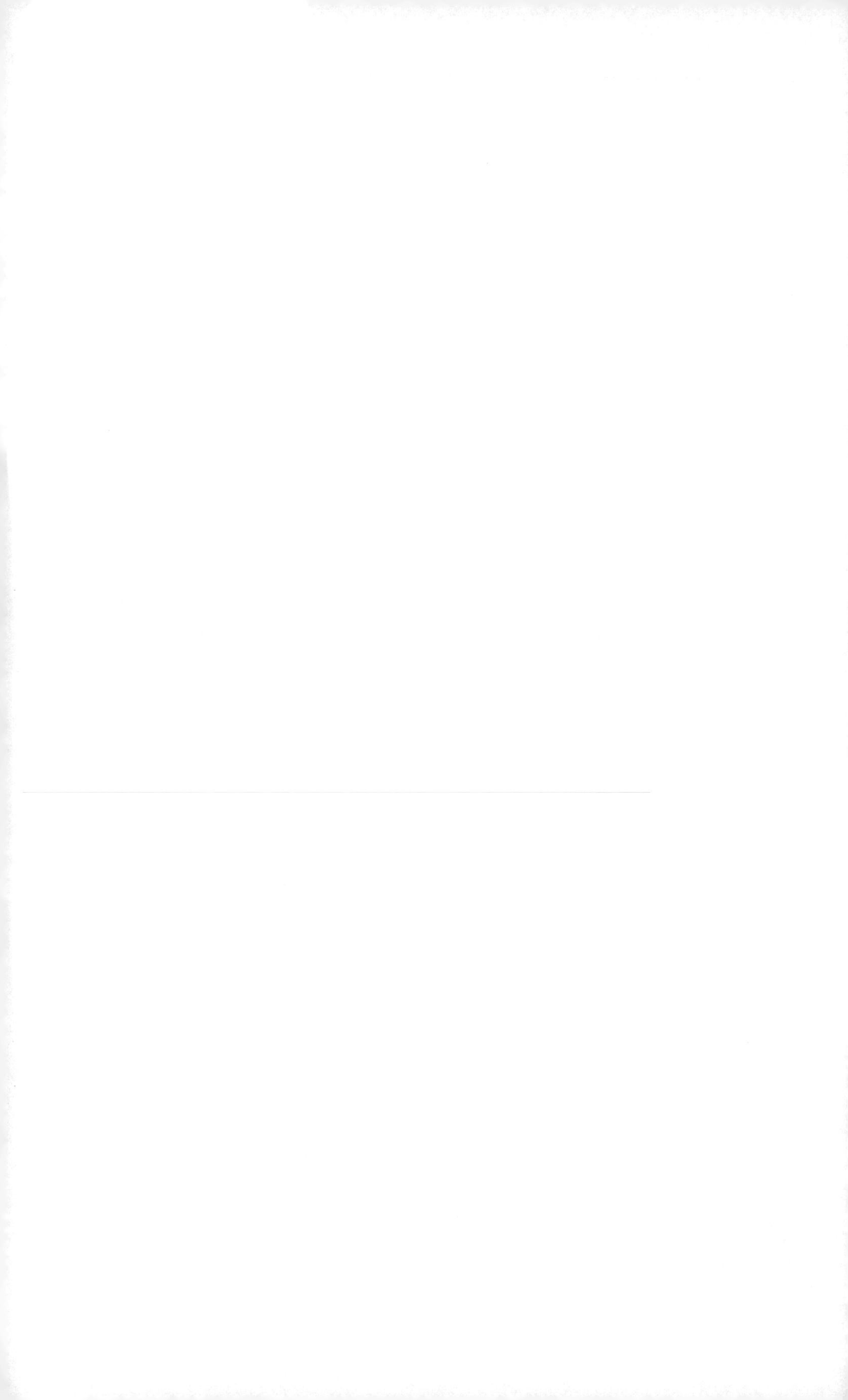

DE LA VALEUR

DE QUELQUES

PHÉNOMÈNES CONGESTIFS

DANS LA DOTHIÉNENTÉRIE

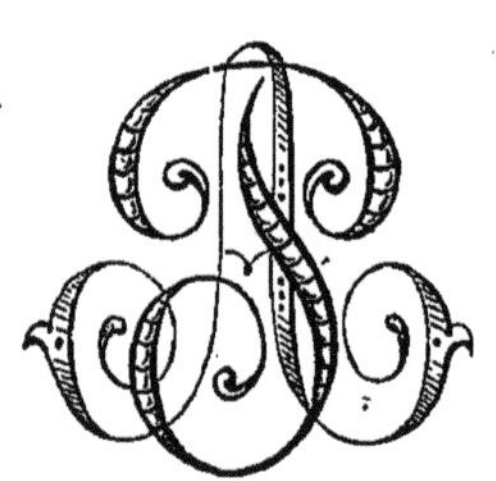

A. Parent, imprimeur de la Faculté de Médecine, rue Mr. le Prince, 31.

DE LA VALEUR

DE QUELQUES

PHÉNOMÈNES CONGESTIFS

DANS LA DOTHIÉNENTÉRIE

PAR

Le Dr Joseph CAZALIS,

Ancien interne lauréat des hôpitaux de Paris (2ᵉ mention, Concours de 1871),
Membre de la Société anatomique.

PARIS

ADRIEN DELAHAYE, LIBRAIRE-EDITEUR

PLACE DE L'ECOLE-DE-MÉDECINE,

1874

DE LA VALEUR

DE QUELQUES

PHÉNOMÈNES CONGESTIFS

DANS LA DOTHIÉNENTÉRIE

AVANT-PROPOS.

Depuis que Trousseau et Bretonneau (1) en 1826 ont déterminé la place que devait occuper la dothiénentérie à côté des fièvres éruptives, beaucoup de travaux se sont succédé, parmi lesquels un petit nombre d'écrits seulement ont approuvé les opinions de ces deux maîtres illustres de l'école française. Cependant, d'après les plus récentes découvertes sur ce sujet, il demeure établi que la fièvre typhoïde est une maladie *totius substantiæ*, qu'elle présente un cycle fébrile qui détermine sa nature de pyrexie, qu'elle offre une éruption nécessaire qui, pour être placée sur l'intestin, n'en a pas moins une valeur aussi considérable que celles qui caractérisent la variole, la rougeole, la scarlatine.

(1) *Arch. gén. de méd.*, 1826.

Máis le propre de ces fièvres est de présenter, à côté d'une lésion spéciale, une série d'altérations qui peuvent frapper la totalité des organes ou des tissus, altérations variables quant à leur intensité, variables également quant à leur nature, qui n'ont qu'une importance médiocre pour caractériser la fièvre dans le cours de laquelle on les observe, mais qui doivent en avoir une excessive aux yeux du clinicien, car ce sont elles qui amènent le plus souvent la mort des malades. En effet, si nous considérons quelles sont les causes de la mort dans la dothiénentérie, nous voyons que celles qui agissent le plus fréquemment se rattachent à une altération du sang, à des lésions du cerveau, des poumons, du cœur, et que, à part le fait rare de perforation, l'état de l'intestin ne peut pas, dans la plus grande majorité des cas, expliquer cette terminaison funeste. Il arrive que quelquefois on ne trouve à l'autopsie qu'un gonflement insignifiant des plaques de Peyer, qu'une ulcération à peine marquée de quelques follicules clos. Ce fait est tellement vrai qu'on a pu affirmer hautement que les lésions intestinales n'étaient pas en rapport avec l'intensité de la maladie.

Si on examine à un point de vue général l'ensemble des lésions qu'on trouve à l'autopsie d'un typhique, on voit qu'elles peuvent se diviser en deux classes: les unes sont des faits de destruction et de reconstruction organique ; les autres sont des faits de nature congestive et quelquefois inflammatoire. Nous allons passer rapidement en revue les principales de ces altérations.

La lésion caractéristique de la dothiénentérie frappe la plus grande partie du système lymphatique de l'intestin ; elle a tendance à l'ulcération, c'est-à-dire à un mode particulier de destruction des parties qu'elle atteint ; décrite au point de vue histologique par un grand nombre d'auteurs, elle n'est cependant complètement connue que depuis le travail de M. Cornil (1). Il importe de remarquer que cette lésion s'étend aux ganglions mésentériques, aux ganglions bronchiques, aux follicules de l'estomac, surtout à ceux de l'œsophage, du pharynx, du larynx, aux amygdales, où elle est toujours identique à elle-même, quoique d'intensité différente. On trouve encore, rarement il est vrai, des foyers de néoplasie typhique dans le foie et dans les reins, des lésions des ganglions lymphatiques des membres. Après une période de processus typhique proprement dit, c'est-à-dire d'un processus de destruction, survient une période de réparation. Cette interprétation due à Hamernjk, reprise par M. Jaccoud et étendue par celui-ci à l'évolution clinique de la maladie, doit donner la clef de ces phénomènes multiples dont l'ensemble constitue la dothiénentérie.

Les lésions du système musculaire strié sont peut-être aussi caractéristiques que celles du système lymphatique intestinal. M. Hayem (2), après plusieurs autres, les a décrites, mais il en a indiqué de plus la signification réelle ; elles consistent dans une destruction spéciale des faisceaux musculaires primitifs, plus ou moins étendue dans chaque cas, et est suivie d'une

_____

(1) Cornil. *Arch. de phys. normale et path.* 1870, p. 292.
(2) Hayem. Des myosites symptomatiques. *Arch. de phys. norm. et path.*, 1870.

réparation dont les diverses phases sont maintenant assez bien connues.

A côté de ces deux lésions, et dans le même ordre d'idées, s'en placent d'autres qui sont beaucoup moins bien connues. L'altération du sang est constante; elle est excessivement complexe, et les produits de décomposition d'un grand nombre de tissus et d'organes atteints dans le cours de la dothiénentérie, accumulés dans le sang, pourraient servir à l'expliquer. Cependant la complexité même des altérations doit faire naître des doutes sur leurs causes et sur leurs effets.

Dans un bon nombre de cas, on observe une dégénérescence des éléments cellulaires du foie; M. Chèdevergne (1) a révélé le premier la nature de cette lésion dont Delarroque et Beau avaient constaté les effets; la bile perd ses principes, ses qualités; la sécrétion du foie est viciée ou interrompue. Une semblable dégénérescence s'observe aussi dans les reins. Quant à la rate, si nous en croyons les recherches d'Hoffmann (2), les altérations portent principalement sur le système lymphatique de cet organe.

On doit encore citer parmi les lésions de nature destructive celles d'une partie du système vasculaire et du système nerveux. Le cœur participe à la dégénérescence spéciale aux muscles, ou est atteint de dégénérescence graisseuse. Les capillaires du cœur et des muscles sont bien souvent malades (Hayem); ceux de plusieurs organes, notamment des reins et du cerveau,

(1) Chèdevergne. De la fièvre typhoïde. Thèses de Paris, 1864, p. 53,
(2) Hoffmann. *Unters. über die pathol. Anat. Verand. der Organe beim abdominal Typhus*, 1869, p. 195.

sont souvent atteints de dégénérescence graisseuse de leurs parois, surtout de la tunique interne ; cette lésion s'observe encore dans les branches de l'artère pulmonaire (1), elle produit nécessairement une fragilité anomale des vaisseaux qui en sont atteints.

Quant aux lésions qu'on peut appeler destructives de l'encéphale, elles ne sont connues que par quelques faits réunis par M. Jaccoud, que nous avons reproduits dans le chap. IV, et par certaines recherches d'Hoffmann, qui a trouvé quelquefois les éléments actifs du cerveau en dégénération graisseuse ou pigmentaire. Peut-être doit-on retrouver l'indice d'une réparation incomplète du cerveau dans les faits d'aliénation mentale à la suite de la dothiénentérie. En 1872, nous avons observé un fait de rechute de fièvre typhoïde au bout de trois semaines ; pendant l'intervalle qui a séparé les deux évolutions typhiques, cette femme, qui paraissait jouir de la meilleure santé, était en proie à un délire tranquille, continu, raisonné, qui a disparu avec les autres symptômes de la seconde atteinte de la pyrexie. Il semble permis de penser que le cerveau était resté malade après la première, et que la lésion qui avait persisté n'a pu disparaître qu'à la suite de la seconde. Cette observation fut présentée à la Société médicale des hôpitaux par M. Cornil.

A côté de cet ordre de lésions destructives dont on connaît à peine quelques-unes, et qui sont sans doute plus nombreuses, on en observe un autre dont le caractère le plus remarquable est la congestion vasculaire.

(1) Hoffmann, loc. cit., p. 238.

Ces hyperémies peuvent siéger sur des organes qui présentent aussi des lésions de nature destructive, mais elles acquièrent une importance souvent considérable dans des organes où ce dernier ordre d'altérations n'est pas connu. C'est ainsi que le foie, les reins, l'intestin, les muscles présentent assez fréquemment des congestions fort intenses ; dans le cerveau, les poumons, elles prennent une intensité bien supérieure encore ; enfin, sur la peau, on observe, dans la plupart des dothiénentéries, des phénomènes de nature congestive.

Cependant, tout en donnant aux lésions du poumon, de la peau, etc., le nom de congestions, il importe une fois pour toutes de faire une remarque : c'est que ces phénomènes de nature congestive s'accompagnent souvent de lésions inflammatoires, et moins fréquemment d'hémorrhagies. Mais les auteurs qui ont examiné attentivement, d'une part, les lésions mêmes dont il est ici question, d'autre part, leur marche dans le cours de la fièvre typhoïde, leur ont reconnu surtout le caractère d'hyperémies. Les inflammations réelles sont rares, de nature spéciale, avortées, bâtardes ; ainsi, la pneumonie n'arrive presque jamais à l'hépatisation ; la méningite jamais à la suppuration, et se borne à un léger épaississement de la pie-mère et de l'arachnoïde. Ceci sera du reste développé dans les chapitres qui composent cette thèse. Les hémorrhagies peuvent reconnaître plusieurs causes dans la dothiénentérie, mais il nous a semblé que dans une certaine catégorie de faits, on pouvait admettre qu'un mouvement fluxionnaire était pour beaucoup dans la production de ces pertes de sang. Il en résulte que ces processus divers (congestion, inflammation, hémorrhagie) sont souvent réunis les uns aux autres, et que leur étude ne peut être absolument séparée.

Ce travail est le résultat des observations que nous avons pu faire sur la marche et la valeur de ces phénomènes congestifs ; mais, avant d'entrer dans cette étude, qu'il nous soit permis de remercier ici ceux qui nous ont mis à même de l'entreprendre. MM. Oulmont, Gueneau de Mussy, Moissenet nous ont prodigué leurs savantes leçons avec une bienveillance toute spéciale ; qu'ils daignent accepter ici l'expression de la reconnaissance profonde qu'ils ont inspirée à leur élève dévoué. Mais qu'ils lui permettent de dire qu'à leur influence respectée s'en est jointe une autre d'un ordre plus élevé encore, et que leurs excellents conseils lui étaient d'autant plus chers, qu'ils étaient appuyés de toute l'autorité paternelle de leur ami.

M. Fiselbrand, externe des hôpitaux, nous a prêté son concours bien utile en nous aidant à recueillir certaines observations, en nous traduisant quelques auteurs allemands ; nous le prions de vouloir bien accepter tous nos remerciements.

CHAPITRE I.

Les signes par lesquels se révèle la congestion de la peau sont, en première ligne, la rougeur, la chaleur et dans bien des cas une sorte de turgescence de cette membrane. Mais il y a des phénomènes qui s'accomplissent à l'intérieur ou à la surface du tégument externe et qui ne peuvent exister qu'à la condition d'une hyperémie ; dans l'ordre normal et physiologique, la sueur ne peut avoir lieu qu'à la condition que les vaisseaux qui enveloppent les glandes sudoripares soient gorgés de sang ; dans l'ordre pathologique, les diverses inflammations cutanées s'accompagnent toujours de rougeur, de chaleur, d'augmentation de volume de la partie malade, et ces phénomènes s'expliquent en partie par l'afflux plus considérable du sang dans les vaisseaux qui se distribuent dans les points enflammés. Il en résulte que, dans l'étude que nous entreprenons actuellement, nous devrons nous occuper de l'hyperémie qui se révèle par la rougeur et la chaleur sèche, de la sueur, des inflammations cutanées ; nous dirons aussi quelques mots des hémorrhagies de la peau, quoique, pour expliquer celles-ci, il faille invoquer d'autres raisons qu'un simple mouvement fluxionnaire.

Dans la dothiénentérie, on rencontre souvent la sécheresse et la chaleur de la peau ; dans la plupart

des cas graves, surtout lorsque les manifestations cérébrales dominent les autres symptômes, la peau présente ces caractères ; la main de l'observateur reconnaît au palper une rudesse insolite, reçoit une sensation
souvent âcre et désagréable ; on a la perception d'une
surface grenue et quelquefois pulvérulente. Les doigts
laissent parfois une empreinte rouge, et quand on
froisse la peau, qu'on la raie avec l'ongle, il n'est pas
rare d'observer les taches méningitiques de Trousseau.
Ces observations sont absolument banales, et on verra
souvent, dans les narrations de fièvre typhoïde rapportées dans le cours de cette thèse, les phénomènes de
congestion sèche de la peau disparaître au moment
de la convalescence. Nous pouvons donc, dès à présent,
les considérer comme des symptômes fâcheux.

La sueur qu'on observe chez les malades atteints de
fièvre typhoïde s'accompagne de deux ordres de phénomènes qui en changent absolument la signification.
En effet, nous voyons, dans la plupart des cas, la sueur
s'accompagner de chaleur plus ou moins vive, de rougeur de la peau, d'une turgescence qui rappelle celle
qu'on observe dans le second et le troisième stade de
l'accès de fièvre intermittente. Il s'agit alors d'une
sécrétion active, d'une congestion qui doit être rangée
parmi les mouvements spontanés que l'organisme
exécute pendant la période morbide. Mais, lorsqu'on
se trouve en face d'une sueur qui s'accompagne de
pâleur ou de coloration bleue de la peau, que les extrémités sont froides ou ont tendance à se refroidir,
que le pouls est insensible, que le cœur se contracte
fréquemment, mais avec peu de force, on doit recon-

naître que le cours du sang est gêné, qu'il s'accumule dans les capillaires veineux de la peau, que c'est là un phénomène purement mécanique, et que la sueur qui l'accompagne n'est plus un fait actif, mais bien une sécrétion passive. Par conséquent, la valeur du symptôme devra être bien différente dans les deux cas.

Si les sueurs sont l'indice d'une congestion intense de la peau, d'autre part elles modèrent nécessairement cette congestion. En effet, les matériaux de cette sécrétion ne sont autres que les éléments du sang contenu dans les vaisseaux qui entourent les glandes sudoripares (1) ; par conséquent, une transpiration abondante devra diminuer la quantité du sang appelé vers la peau. Si ce mouvement a lieu pendant plusieurs jours et s'accompagne d'une déperdition humorale continue, il aura une grande valeur, puisqu'il se fait sur une surface aussi étendue que celle du tégument externe. Une congestion qui occupe un organe aussi considérable doit modérer tous les mouvements fluxionnaires qui se feront en même temps vers les organes internes, à condition qu'elle ne disparaisse pas sous leur influence. On voit donc, *à priori*, que l'existence de sueurs actives pendant une dothiénentérie peut être considérée comme un phénomène favorable.

A l'appui de cette opinion il est bon d'apporter plusieurs observations ; voici, par exemple, deux faits

(1) Malassez. De la numération des globules du sang, 1873 : « N'est-ce pas le plasma sanguin qui donne sans cesse cette sérosité cellulaire, véritable milieu intérieur qui dessert les glandes, fournit à l'évaporation cutanée, et dont le reste est ensuite repris par le système lymphatique ? » P. 43.

dedothiénentérie très-simples, dans lesquels les sueurs
se sont montrées comme un phénomène important et
de longue durée.

Observation Ire. — Dothiénentérie régulière. — Diarrhée, sueur, éruption
d'acné; pas d'épistaxis. — Durée : 25 jours environ.

De S... (Denise), 12 ans; née à la campagne, à Paris depuis
trois ans; apprentie fleuriste. Entre, le 25 février 1870, salle Sainte-
Marguerite, n° 23, service de M. Triboulet, hôpital Sainte-Eugénie.

Cette petite fille jouit d'une bonne santé habituelle, mais a
toujours été maigre et peu robuste.

Il y a quinze jours, à la suite d'une grande fatigue, elle fit un
repas copieux et s'exposa à un froid intense ; à la suite, elle fut
prise de céphalalgie, de fièvre avec diarrhée; cependant elle n'est
couchée que depuis huit jours. On a toujours nourri l'enfant; les
nuits se passent sans sommeil, et il y a du délire léger.

Le 26. C'est une enfant de taille moyenne, maigre ; la figure est
pâle, la bouche entr'ouverte ; les lèvres sont sèches et croûteuses, mais la langue et les gencives sont humides. La peau est
chaude, moite, le pouls à 108. Il y a de la fatigue, du malaise,
peu de céphalalgie. Le ventre est plat, douloureux à la pression,
surtout dans la fosse iliaque gauche ; depuis hier, six selles liquides, gluantes, verdâtres. Taches rosées lenticulaires mêlées
à une éruption de petites papules rouges, pointues, dont plusieurs suppurent et sont des boutons d'acné. L'enfant tousse un
peu, a mal à la gorge. On entend des râles sibilants aux deux
sommets.

Traitement. — Lavements émollients ; ouate, sinapismes sur le
ventre ; julep diacodé ; potages.

Soir. Accès de fièvre, chaleur, rougeur de la face, sueur ; pouls
à 108. Même diarrhée.

Le 27. Même état ; les boutons accusent de plus en plus leur
forme d'acné ; pouls à 108.

Soir. Chaleur de la peau, sueur, pouls à 112 ; moins de diarrhée.

Le 28. Sommeil cette nuit ; il ne reste plus que peu de taches
s'effaçant sous le doigt. Sueur ; pouls à 116.

Soir. Grande chaleur de la peau, sueur abondante.

1er mars. Mêmes phénomènes ; l'enfant commence à maigrir ;
pouls à 120.

Soir. La figure pâlit ; pouls à 108..

Le 2. Quatre selles depuis hier ; figure pâle ; pouls à 104. La sueur a disparu ; l'éruption s'éteint.

Le 3. Appétit ; même état. On ordonne 0,10 d'émétique en lavage.

Le 4. Diarrhée ; la céphalalgie a disparu ; pouls à 108.

Le 7. Convalescence régulière, lente ; l'enfant mange un peu ; pouls à 72.

Le 9. Les selles sont solides ; bon appétit.

Le 14. Exeat.

Obs. II. – Dothiénentérie bénigne et courte ; pas d'épistaxis ; sueur.

E... (Jean), 20 ans, jardinier, entre, le 20 octobre 1873, salle Sainte-Jeanne, n° 57, Hôtel-Dieu, service de M. Moissenet.

Depuis le 5 octobre, ce jeune homme tousse et a la diarrhée ; il fut pris en même temps de courbature, de malaise, de maux de reins ; il perdit complètement l'appétit. Il y a eu un peu de céphalalgie, beaucoup de bourdonnements d'oreille, de la surdité ; pas d'épistaxis.

Etat actuel. — Le 21. La face est rouge, très-congestionnée, l'aspect général annonce une fatigue très-modérée. La langue est blanche, un peu sèche ; le ventre, légèrement ballonné, est douloureux à droite à la pression ; taches rosées nombreuses sur l'abdomen et la poitrine ; il y a eu, depuis hier, trois selles liquides. Le malade tousse fréquemment, et on trouve quelques râles sonores dans la poitrine. Le cœur bat normalement, le pouls est un peu fort, régulier, à 96, T. 39,2. Il y a de la surdité, des bourdonnements d'oreille. La peau est moite et sudorale.

Poudre d'ipéca 2 grammes. Bouillons, potages, bordeaux.

Le soir, pouls à 92, T. 38,2 ; selles abondantes, vomissements très-modérés.

Le 22. Sueurs très-abondantes cette nuit ; même état qu'hier. Pouls à 96, T. 38°. Soir, pouls à 88, T. 38,8.

Le 23. La face devient pâle, les bourdonnements ont disparu ; ventre ballonné et sensible ; les taches tendent à disparaître. Rien dans les poumons ni au cœur. Pouls à 96, T. 38°. Le soir, sueurs abondantes, pouls à 88, T. 38,8.

Le 24. Sueurs abondantes cette nuit ; la diarrhée, le ballonnement ont disparu, mais la face, sans maigrir beaucoup, est terreuse ; pouls à 96, T. 38°. Soir, pouls 88°, T. 38,5.

Le 25. Sueurs ; urines excessivement chargées ; douleurs dans la fosse iliaque droite ; appétit marqué ; pouls à 96, T. 37,6 ; le soir, pouls 80, T. 37,4.

Le 26. Les sueurs ont cessé ; même état ; pouls à 72, T. 36,6. Soir, pouls à 68, T. 37°.

Le 27. Une côtelette ; pouls 84, T. 37,4 ; soir, pouls 80, T. 37,6.

Les jours suivants le malade réclame de plus en plus à manger ; il reste un peu de douleur dans la fosse iliaque droite ; la convalescence est régulière et n'est troublée, le 8 novembre, que par de vives douleurs dans les muscles des jambes et des cuisses, qui ont pu faire penser à une menace de phlegmon ; elles ont disparu rapidement, et le malade est parti, le 14 novembre, à Vincennes.

Ces observations se rapportent à des faits extrêmement bénins ; mais les relations suivantes montrent des sueurs persistant chez des malades qui présentaient des symptômes sérieux se rapportant à de graves lésions d'organes internes importants.

Obs. III. — Dothiénentérie régulière ; pas d'épistaxis ; délire ; congestion pulmonaire ; diarrhée ; sueurs très-abondantes. — Durée : 25 jours environ.

M..., Pierre, 22 ans, batelier, entre, le 22 octobre 1873, salle Sainte-Jeanne, n° 55, Hôtel-Dieu, service de M. Moissenet.

Il raconte que depuis quinze jours il est en proie à un malaise général et a perdu l'appétit ; il a eu une diarrhée assez abondante qui a cessé depuis trois jours ; étourdissements, pas d'épistaxis ; toux assez fréquente ; courbature et perte des forces.

Etat actuel. — Le 28. C'est un jeune homme de bonne constitution, d'embonpoint satisfaisant ; le facies est à peine altéré, mais sa coloration est subictérique. La langue est couverte d'un enduit jaune épais, rouge à la pointe et avec bords humides ; pas d'appétit, soif prononcée ; une selle dure cette nuit. La fosse iliaque droite est douloureuse, et on aperçoit quelques taches rosées ; le ventre n'est pas ballonné. Toux fréquente, amenant des crachats muqueux ; submatité à la base gauche, râles sonores dans les deux poumons, râles sous-crépitants fins à la base gauche, en arrière. Céphalalgie modérée, rêvasseries cette nuit, étourdissements dans la position assise. Rien au cœur; pouls à 92, T. 39,4. Ipéca stibié, bouillons, potages.

Soir. Pouls 100, T. 40°.

Le 29. Cette nuit subdélirium et sueurs modérées; pas de diarrhée, les râles ont beaucoup diminué; pouls à 84, T. 38,8. Le soir, pouls à 88, T. 39,4.

Le 30. Même état; pouls à 88, T. 38,9; 2 verres d'eau de Sedlitz; le soir, délire, face vultueuse, rouge; pouls à 80, T. 39,7.

Le 31. Délire fort pendant la nuit. Ce matin, le malade est fort abattu, la peau est sèche, la langue sèche et noirâtre, le ventre ballonné et douloureux; il y a eu trois selles liquides. Les poumons présentent des râles sibilants, et, aux bases, des râles sous-crépitants; le pouls bat fortement, est sec et irrégulier, à 96, T. 38,4. Ventouses sèches dans le dos, vin de quinquina 120 grammes. Le soir, pouls à 88, T. 39,6.

1er novembre. Il y a eu deux selles liquides, jaunes; sommeil assez tranquille, sueurs abondantes, sudamina. Le ventre n'est plus douloureux, la langue est un peu humide; la face est moins fatiguée. Pouls à 84, T. 38°. Le soir, pouls 72, T. 38,6.

Le 2. Délire léger, sueurs abondantes cette nuit; même état du reste; pouls à 84, T. 38,5. Le soir, pouls 96, T. 39,6.

Le 3. Délire cette nuit, sueurs abondantes; la diarrhée est presque nulle; lés râles sont toujours les mêmes; pouls à 84, T. 38°. Le soir, pouls 80, T. 38,5.

Le 4. Délire très-modéré, sueurs plus fortes qu'hier; la langue est sale, mais humide; sudamina, abdomen indolent; pas de selle; appétit; pouls 84, T. 37,8. Deux verres d'eau de Sedlitz. Le soir, pouls 84, T. 38,6.

Le 5. Pas de délire, sueurs profuses cette nuit; selles très-abondantes; la langue se nettoie; pouls 84, T. 37,8. On donne, sulfate de quinine, 0,50, un œuf. Le soir, pouls à 68, T. 38°.

Le 6. Sommeil, sueurs; les râles ont presque disparu; pouls à 84, T. 36,7. Soir, pouls 84, T. 37,5.

Le 7. Encore des sueurs; pouls à 84, T. 37°; le soir, pouls 76, T. 36,7. On supprime le sulfate de quinine.

La convalescence est régulière, la diarrhée et les râles sont supprimés, les sueurs persistent encore plusieurs jours; le malade part à Vincennes le 14 novembre.

Obs. IV. — Dothiéncntérie régulière ; diarrhée abondante ; congestion pulmonaire intense ; hémoptysie ; carphologie ; pas d'épistaxis ; sueurs ; taches bleues. — Durée : 25 jours environ.

A... (François), 18 ans, garçon d'hôtel, de la Savoie, entre, le 22 octobre 1873, salle Sainte-Jeanne, n° 66, Hôtel-Dieu, service de M. Moissenet.

Cet homme n'a jamais été malade, soit dans son pays, soit à Paris, qu'il habite depuis deux ans ; le 15 octobre, il fut pris de frissons légers qui se renouvelèrent les jours suivants, surtout le soir ; en même temps survinrent de la céphalalgie, des bourdonnements d'oreille, des étourdissements, surtout la nuit ; courbature et douleurs lombaires ; diarrhée abondante et tout à fait liquide ; hier soir des sueurs ont paru pour la première fois ; il n'y a pas eu d'épistaxis.

Etat actuel. — Le 23. C'est un homme de taille ordinaire, bien musclé ; la face ne semble nullement altérée ; du reste, il n'y a plus de céphalalgie : la langue est sèche, rouge au milieu et couverte d'un enduit blanchâtre sur les bords ; ventre un peu ballonné, douloureux à la pression, surtout à droite ; gargouillement ; sur l'abdomen on trouve des taches bleues ou ardoisées très-abondantes et presque confluentes ; elles s'étendent aussi sur la base de la poitrine ; on observe aussi quelques taches rosées lenticulaires ; trois selles très-abondantes depuis hier. On ne trouve rien d'anomal dans les poumons ni au cœur ; pouls à 120, T. 40,2. Ipéca 2 grammes ; bouillons, potages, bordeaux.

Soir. Un peu de fatigue ; pouls à 116, T. 40,2.

Le 24. Subdélirium cette nuit ; le malade a quitté son lit, a voulu se promener. Ce matin, étourdissements ; langue un peu humide, sale ; trois selles abondantes, ballonnement du ventre. Râles ronflants et sibilants, avec quelques bulles disséminées. Soubresauts des tendons du poignet. Pouls à 108, T. 40,2. Vin de quinquina 60 grammes. Le soir, pouls à 116, T. 39,9.

Le 25. Insomnie, rêvasseries ; la face est toujours calme ; il y a eu de la sueur ce matin ; le ventre est toujours douloureux, couvert de taches bleues ; diarrhée abandante ; mêmes râles ; carphologie. Les urines sont excessivement foncées et chargées de sels, sans albumine. Pouls à 112, T. 40°. Le soir, pouls à 108, T. 40,3.

Le 26. Les yeux sont excavés, le malade n'a pas dormi ; céphalalgie, bourdonnements d'oreille ; coliques assez fortes, diarrhée abondante, soif très-accusée ; il a eu cette nuit beaucoup de sueurs et de la dyspnée ; on ne trouve dans la poitrine que des râles sonores, mais il y a aussi de l'angine. Pouls à 108, T. 40°. Le soir, dyspnée assez intense sans que l'état de la poitrine puisse l'expliquer, douleurs vives de la gorge et gonflement des amygdales; pouls à 108, T. 40°.

Le 27. Rêvasseries; la céphalalgie a disparu; toujours de la carphologie; les taches bleues pâlissent et disparaissent, mais les taches rosées deviennent nombreuses; le ventre est très-sensible. La respiration est gênée, il y a des râles sous-crépitants à la base gauche; pas de sueurs; pouls à 112, T. 40°. Ventouses 20. Le soir, accès de dyspnée; pouls à 106, T. 40,1.

Le 28. La face prend une expression de fatigue; fuliginosités des lèvres; les taches bleues ont disparu; l'angine rend la déglutition très-pénible; râles sous-crépitants à gauche, et muqueux à droite. Dix ventouses. Pouls à 108, T. 39,3.

Le 29. Un peu de délire cette nuit. Sueurs abondantes. Ce matin, carphologie; hémoptysie de sang noir, intimement mêlé aux crachats; il est impossible que ce sang vienne du nez ou du pharynx. Le ventre et la poitrine sont couverts d'une éruption très-abondante de taches rosées. Il y a de la matité aux deux bases en arrière, des râles sous-crépitants dans toute la hauteur du poumon gauche, et dans les deux tiers inférieurs du poumon droit. Sueurs. Ipéca 1,50, ventouses. Le pouls est à 96, T. 39,2. Le soir, pouls 104, T. 39,1.

Le 30. Sommeil léger; l'angine a disparu; les râles bullaires ont disparu à droite, sont moins nombreux à gauche; il y a encore des crachats sanglants; la diarrhée se modère. Pouls à 96, T. 38,8. Vin de quinquina 120 grammes. Le soir, pouls à 96, T. 38,9.

Le 31. Sueurs cette nuit et ce matin; la langue est humide; le ventre ballonné est moins douloureux; l'éruption semble s'éteindre. Les râles bullaires sont localisés à la base gauche; le sang n'est plus mêlé aux crachats, il est noir, en grumeaux séparés, et semble venir de l'arrière-gorge; pouls 96, T. 38,6. Le soir, pouls 92, T. 38,8.

1er novembre. Sueurs assez abondantes; même état; pouls à 84, T. 38,3. Soir, pouls à 96, T. 39,6.

Le 2. Sommeil, sueurs légères; les taches disparaissent, mais la diarrhée persiste; il n'y a plus que quelques râles sibilants, les crachats ne sont plus sanglants; pouls à 92, T. 38,3. Soir, pouls à 92, T. 39,3.

Le 3. Sueurs; même état. Pouls à 96, T. 38°; soir, pouls à 108, T. 39,2.

Le 4. Sueurs; le ventre s'affaisse; pouls à 84, T. 37,5. Soir, pouls à 90, T. 37,6.

Le 5. Sueurs abondantes, appétit; diarrhée persistante; pouls à 84, T. 36,8. Soir, pouls 84, T. 37,4.

Le 6. Amaigrissement rapide, appétit, langue belle, les râles ont disparu. La diarrhée persiste encore quelque temps; mais le 7, l'appétit est tellement fort qu'on alimente le malade, dont la convalescence est très-régulière. Il part à Vincennes le 15 novembre.

Ce sont bien là des exemples de fièvres typhoïdes sérieuses, accompagnées de symptômes cérébraux et thoraciques graves, et cependant fort régulières dans leur marche et heureuses dans leur terminaison. Il est impossible de dire que ces résultats favorables sont dus uniquement à la sueur qui a persisté dans ces deux cas, mais on peut avancer que la congestion active et permanente de la peau n'a pas été inutile, et on peut croire que les phénomènes thoraciques, par exemple, eussent acquis une gravité plus grande si la peau n'eût pas été constamment le siége d'une hyperémie considérable et d'une déperdition sudorale en rapport avec cette hyperémie, surtout quand on voit des cas dans lesquels les manifestations thoraciques n'ont pas été plus étendues, mais où la sueur a fait défaut, se terminer par la mort malgré tous les efforts du médecin.

Dans l'observation I, les sueurs ont été accompagnées d'une éruption qu'on rencontre quelquefois dans la fièvre typhoïde. Les taches abdominales et thoraciques étaient pour la plupart acuminées; elles ne disparaissaient pas sous le doigt, et beaucoup d'entre elles se sont terminées par suppuration. Il s'agit là d'une éruption d'acné, que nous avons rencontrée

plusieurs fois, et dont parlent quelques observateurs.
Elle est l'indice d'une poussée vers la peau, puisqu'elle
accompagne la sueur et la roséole typhoïde, et a une
valeur analogue à celle de ces deux phénomènes. On
a remarqué souvent que le nombre des taches rosées
était plus élevé dans les cas bénins. M. Jaccoud (1)
dit que la fièvre typhoïde est d'autant moins grave,
aboutit d'autant plus sûrement à la guérison que la
roséole est plus abondante; mais il ne voit là qu'un fait
d'expérience, et ne veut pas impliquer par là une
compensation entre le processus cutané et le processus
intestinal, ce qui est pour lui de l'hypothèse pure. Pas
plus que M. Jaccoud, nous ne pensons que l'éruption
cutanée soit en raison inverse de l'éruption intestinale, mais il peut être permis de croire que son intensité est en rapport avec l'état congestif de la peau, et
que plus l'hyperémie du tégument externe est intense,
plus les hyperémies internes sont ordinairement modérées. M. Chauffard donne aux exanthèmes, dans les
maladies typhoïdes, une grande importance, et quoiqu'il s'agisse du typhus dans l'ouvrage où nous avons
trouvé cette opinion, il nous semble que rien ne s'op-
pose à ce qu'on puisse l'appliquer à une maladie aussi
voisine que la dothiénentérie. Pour ce savant professeur, les changements (2) dans l'exanthème pétéchial
révèlent la véritable connaissance du typhus contagieux; le mouvement poussé sans entraves vers la
peau combat les mouvements morbides internes, et

(1) Jaccoud. Traité de path. int., t. II, p. 751.
(2) Chauffard. Etude clinique du typhus contagieux, p. 27; 1856.

suscite une expension salutaire. Une gravité considérable de la maladie entrave ce mouvement fluxionnaire vers la peau, parce que les forces vitales opprimées n'ont plus assez de valeur pour reprendre leur activité ordonnée. Si l'équilibre des grandes fonctions est troublé comme dans sa source, si la cause morbifique détruit incessamment toute utile réaction, l'exanthème sera rare. A la suite de ces assertions, basées sur une connaissance approfondie de la maladie dont il s'occupe, M. Chauffard rapporte un cas de typhus rapidement mortel, à marche fatale, dans lequel l'éruption a manqué absolument. De semblables faits trouvent leur analogue dans l'histoire de la dothiénentérie, et nous verrons que les sueurs, la roséole et les autres manifestations cutanées sont réduites à leur plus simple expression dans les cas les plus graves, principalement dans ceux qui s'accompagnent de phénomènes cérébraux intenses.

Si l'importance des congestions cutanées est grande quand elles durent pendant toute la maladie ou une longue période, comme dans les cas précédents, elle n'est pas moindre non plus quand elles apparaissent comme phénomène de courte durée au milieu ou vers la fin de la période d'état de la dothiénentérie. Delarroque (1) est un de ceux qui appuient le plus sur ce fait ; il refuse aux sueurs du début toute utilité; mais, pour lui, les sueurs qui surviennent à partir du neuvième jour ont une grande action sur la marche de la maladie, et surtout sur le pouls ; elles ont le carac-

---

(1) Delarroque. Traité de la fièvre typhoïde, 1847, t. I, p. 152.

tère d'évacuations. Il cite à ce propos l'opinion de Hildenbrand et de Huxham qui ont observé, sinon notre dothiénentérie, au moins les maladies typhoïdes. Il faut remarquer que dans la période d'état, ou bien au début de la convalescence, les sueurs peuvent bien se montrer sous leur forme ordinaire, mais souvent elles ne se révèlent que par l'apparition de sudamina. Or, Louis a nié à cette éruption le caractère sudoral, et son autorité est telle que les auteurs qui l'ont suivi ont dû la discuter. Bouillaud, Delarroque, Trousseau, MM. Chèdevergne et Jaccoud sont unanimes pour déclarer que les sudamina représentent de la sueur, et c'est à ces éruptions tardives de vésicules sudorales qu'on a surtout attribué le caractère de phénomènes critiques.

Les observations suivantes sont des exemples de faits de ce genre; dans la première, l'apparition d'une éruption de sudamina a coïncidé avec la disparition de signes indiquant une congestion bronchique et pulmonaire; dans la seconde, le délire a disparu au moment où apparaissait une éruption semblable. Nous ne voulons pas dire que ces symptômes graves n'ont disparu que par suite de la déperdition humorale qui s'est faite à la surface de la peau, mais nous demandons la permission d'insister sur ce point, que ce sont des symptômes de congestions internes diverses qui disparaissent au moment où se montrent des symptômes de congestion cutanée.

Obs. V. — Dothiénentérie bénigne. — Pas d'épistaxis. — Congestion pulmonaire qui disparaît au début de la convalescence au moment d'une éruption de sudamina; diarrhée. — Durée : 22 jours.

X..., 7 ans, à Paris depuis quatre ans, entre, le 22 septembre 1870, salle Sainte-Marguerite, n° 11, service de M. Triboulet, hôpital Sainte-Eugénie.

Cette petite fille eut l'année dernière une stomatite ulcéro-membraneuse; elle est malade depuis trois semaines, souffrant du ventre et de la tête; depuis cinq jours, elle a la fièvre, la diarrhée, vomit facilement et se plaint beaucoup ; on a noté de la surdité et du délire la nuit.

C'est une enfant de taille moyenne; la face est colorée, les lèvres et les dents sont sèches; la langue est sèche, rouge, fendillée; les paupières sont presque fermées. Le ventre est peu ballonné, presque indolent, sans taches. Il y a dans les poumons des râles sibilants et quelques bulles vers les bases. Le pouls. est à 120.

Traitement : Jul. avec oxymel, lavem., catapl.

Le 23. Il y a eu deux selles liquides cette nuit; le ventre est très-douloureux; les râles sont les mêmes; l'enfant a l'air plus éveillé; pouls à 124.

Le 24. Un peu d'agitation cette nuit; deux selles; râles sibilants nombreux. Pouls à 112. Le soir, on note : plusieurs selles liquides, toux, peau sèche et froide, pouls à 112.

Le 25. Deux selles, râles sous-crépitants et sibilants; l'enfant semble sortir de son abattement; pouls à 100.

Le 28. La langue est bonne; l'enfant demande à manger; le ventre est un peu sensible ; sudamina nombreux ce matin; il y a deux selles diarrhéiques; on n'entend plus dans la poitrine que peu de râles sonores. Pouls à 100.

1ᵉʳ octobre. La respiration est absolument normale : le ventre est encore douloureux, et il y a deux ou trois selles liquides par jour. Pouls à 88 ; peau fraîche et moite.

Le 6. L'enfant est maigre et pâle, mais a repris son appétit et sa vivacité. Pouls à 75.

Le 9. Exeat.

Obs. VI. – Dothiénentérie régulière. — Epistaxis, délire, congestion pulmonaire, diarrhée. — Le délire cesse au moment d'une éruption de sudamina. — Durée : 24 jours environ.

C... (Nelly), 7 ans, née à Lille, entre, le 24 novembre 1871, salle Sainte-Marguerite, n° 19, service de M. Triboulet, hôpital Sainte-Eugénie.

Cette enfant, de bonne santé habituelle, est malade depuis huit jours ; elle accuse de la céphalalgie, de la fièvre et des frissons le soir, de l'inappétence et de la soif ; il y a eu de la constipation et un saignement de nez.

Le 25. C'est une fillette de taille moyenne, d'embonpoint satisfaisant ; la face est colorée, la faiblesse et le malaise sont peu accentués ; il y a de la céphalalgie, des douleurs d'estomac et du ventre. La langue est humide et grisâtre, le ventre souple, un peu ballonné ; une selle normale. Dans la poitrine, râles sonores ; fièvre très-vive.

Le 27. Le malaise est plus accentué ; il y a eu hier, pour la première fois, deux selles en diarrhée et des vomissements ; le ventre est très-douloureux. Délire le soir.

Le 28. Emétique avant la visite : 0,05. Vomissements abondants, suivis d'un affaissement marqué ; la face est rouge, et les yeux brillent avec un éclat remarquable ; le ventre est très-ballonné, douloureux, sans taches rosées. Râles sous-crépitants nombreux, surtout à droite. Il y a au cœur du souffle avec piaulement au premier temps à la base. Pouls à 128.

Le 29. Hier soir, fièvre vive ; délire la nuit. Ce matin, l'enfant se plaint continuellement et tousse fréquemment. Ventre ballonné ; trois selles liquides ; mêmes râles, même souffle du cœur ; pouls à 124.

Depuis le 27, l'enfant prend tous les jours 2 gr. de bicarbonate de soude.

Soir. Fièvre et agitation ; pouls à 132. On amène la sœur de cette enfant, atteinte d'une dothiénentérie dont le début remonte à plusieurs semaines.

Le 30. Emétique avant la visite : 0,05 cent. Ce vomitif est sans effet. Il y a eu du délire toute la nuit. On trouve une tache rosée sur le ventre. Les poumons ne présentent que des râles sibilants ; le cœur est toujours dans le même état. Pouls à 120.

1er décembre. Abattement, somnolence, plaintes continuelles. La face est rouge, la langue sèche ; le ventre est ballonné, tendu, dur ; trois selles liquides. Délire toute la nuit ; râles sibilants avec quelques bulles. La peau est un peu moite, le pouls bondissant et dépressible, à 120.

Le 2. La nuit a été presque calme ; l'abattement a diminué ; une éruption de sudamina couvre le ventre ; le pouls à 120.

Le 3. Limonade magnésienne avant la visite. La face est colorée, mais le délire a disparu ; il y a un peu de dyspnée, des râles sonores, et quelques bulles disséminées. Le souffle s'entend toujours aussi fortement au cœur ; pouls à 120.

Le 4. Nuit calme ; deux ou trois selles liquides ; le ventre est dur et ballonné ; la peau est fraîche, mais sèche ; pouls à 116.

Le 5. Limonade avant la visite. L'enfant est assise tranquillement sur son lit, pâle, et commence à maigrir ; la langue est humide, la peau fraîche et bonne ; le pouls à 96, mou, assez dépressible. Il y a de l'appétit ; la diarrhée est la même.

Le 8. Amaigrissement rapide, appétit ; le ventre perd son ballonnement, devient indolent ; la diarrhée diminue ; la fièvre est nulle.

Le 12. Convalescence rapide ; exeat.

Si on voit apparaître des symptômes cutanés au moment où disparaissent des signes d'hyperémies internes, on peut voir aussi la peau se sécher au moment où le poumon et le cerveau deviennent le siége de lésions plus intenses, ou au moment d'une hémorrhagie intestinale (obs. 10, 12, etc.).

Nous avons observé plusieurs fois une éruption assez rare dans la fièvre typhoïde : les taches bleues. Celles-ci ne se montrent d'ordinaire que dans la fièvre synoque ; cependant, plusieurs auteurs en ont observé dans la dothiénentérie. Trousseau dit qu'elles ne se montrent que dans les cas bénins ; M. Jaccoud ne leur donne aucune valeur ; M. Chèdevergne est disposé à leur accorder le bénéfice de la bénignité, comme manifestations congestives sur la peau, et pense qu'elles se rapprochent des phénomènes hémorrhagiques.Deux fois nous avons pu observer ces taches sur des malades qui ont succombé à des formes graves ; un de ces cas est également un bel exemple de congestions cutanées de nature fâcheuse, de sueurs accompagnées de cyanose, de refroidissement des extrémités, de faiblesse du cœur ; nous donnons cette observation comme offrant le type de l'hyperémie torpide ou passive de la peau.

Obs. VII. — Dothiénentérie anomale. — Sueurs, pas d'épistaxis, diarrhée. — Congestion pulmonaire. — Adynamie profonde, dégénérescence du cœur. — Mort. — Autopsie. — Durée : 20 jours.

N..., 23 ans, maçon, de la Nièvre, entre le 23 novembre 1872, salle Sainte-Agnès, n° 16, Hôtel-Dieu.

Il dit que depuis six semaines il sent quelques douleurs abdominales, un malaise vague ; il perd l'appétit et a la bouche mauvaise. Il y a six jours, survint un violent frisson qui se renouvela les jours suivants ; céphalalgie, courbature générale intense, sueurs irrégulières, accablement et perte absolue des forces ; un vomitif amena quelques vomissements et plusieurs selles, mais depuis deux jours il n'y a pas eu de garde-robe et les urines furent très-peu abondantes. Le quatrième jour de sa maladie il fit un fort excès de boisson, au dire des gens qui l'ont amené.

Etat actuel. 23 novembre, soir. — C'est un homme de grande taille, fortement musclé, blond ; décubitus dorsal, accablement général, plaintes continuelles. La face est couverte de sueur, la langue est un peu sèche, blanche, mais il n'y a pas de fuliginosités. Céphalalgie frontale très-forte, bouche mauvaise ; peu de toux, quelques crachats muqueux. Le ventre est sensible à peu près partout également, il n'y a pas de gargouillement, pas de ballonnement ; la vessie est vide. Dans la poitrine des râles sonores nombreux sont répandus partout ; il n'y a pas de bruit anomal au cœur. Le pouls régulier, assez faible, est à 108, T. A. 39,8.

Le 24. Etourdissements, légère dyspnée, même malaise ; on trouve des taches bleues dans le dos, mais pas de taches rosées ; le malade n'a pas été à la selle ; la peau est chaude et suante. Le pouls à 116, T. A. 39,6.

Soir, pouls à 108, T. 39,2.

Le 25. Le malade tombe dans un état d'inquiétude et de prostration morale très-fâcheux ; le ventre est plat, peu douloureux, un lavement a amené hier soir une selle fort abondante ; taches rosées lenticulaires fort nettes, les taches bleues s'effacent. La peau est chaude, rouge, un peu moite ; les râles ont diminué. Le pouls à 108, T. A. 39,4.

Traitement. Bordeaux, potages ; lavement, 2 ventouses scarifiées à la nuque.

Soir, pouls à 108, T. 40,2.

Le 26. Le ventre reste plat, il n'y a eu qu'une selle hier ; les taches rosées sont plus nombreuses ; le malade refuse de manger, accuse un violent mal de tête et un découragement profond ; le pouls, faible, est à 108, T. 39,3.

On ajoute au traitement 2 gr. d'extrait de quinquina.

Soir, pouls à 108, T. 39,4.

Le 27. Encore plus de découragement qu'hier ; le ventre est souple, une seule selle ; dans la poitrine les râles sibilants ont beaucoup diminué, mais on trouve au sommet droit à la percussion une résistance au doigt notable et un son un peu plus obscur ; au cœur, les bruits s'accompagnent d'un susurrus et sont sourds. Quand on asseoit le malade, le pouls disparait presque entièrement, il bat 120 fois, T. A. 39,6.

Traitement. Extrait de quinquina 5 gr., vin de quinquina, bordeaux, fomentations de vin aromatique.

Soir, pouls à 124, T. 40,6.

Le 28. Même prostration ; pas de diarrhée ; au sommet droit, respiration rude et râles sibilants localisés. Pouls filiforme à 116, T. 39,8.

Même traitement et de plus vésicatoire derrière l'aisselle droite.

Soir, pouls à 120, T. 40,5.

Le 29. Il y a eu hier trois selles en diarrhée après un lavement ; le malade dort presque continuellement, mais il y a eu cette nuit un peu d'agitation ; les aliments, même le bouillon, sont obstinément refusés. Les bruits du cœur sont sourds, ont presque la même intensité, les deux silences ont la même durée ; le pouls est dépressible et disparaît au moinde mouvement, à 108, T. A. 39,4.

Soir, pouls à 112, T. 40,2.

Le 30. La nuit à été agitée ; il y a eu trois selles en diarrhée ; l'état du ventre, du cœur est le même ; au sommet droit en arrière, rales sonores et retentissement de la voix. Le pouls a toujours les mêmes caractères, à 120, T. A. 39,6.

Soir, pouls à 120, T. 40,6.

1er décembre. Même état ; agitation la nuit, pouls à 108, T. A. 40,4.

Soir, T. 40,6.

Le 2. Délire continuel cette nuit ; ce matin somnolence ; il y a eu hier six selles en diarrhée ; le ventre est un peu ballonné ; la respiration est pénible, les râles sonores se sont étendus et cachent les bruits du cœur. Les extrémités sont froides, la face est cyanosée ; le vésicatoire se couvre de sphacèle ; le pouls imperceptible est à 128, T. A. 39,5.

Traitement. Infusion d'angélique avec teinture de cannelle, potion de Todd à 80 gr. Extrait quinquina 5 gr., vin de quinquina et bagnols.

Soir, le malade a un peu plus de force, la teinte bleue a disparu, les extrémités sont chaudes ; pouls à 120, T. 40,8.

Le 3. Délire léger continuel ; la face est plus rouge, la langue un peu humide ; il y a eu une selle hier ; pas de ballonnement du ventre. La peau est bonne, mais le malade ne cesse de parler de sa mort certaine et refuse absolument tout aliment. Pouls à 112, T. A. 38,8.

La dose de vin est portée à 500 gr.; on ordonne sulfate de quinine 0,50.

Soir, sueur abondante, agitation, délire assez actif. Pouls toujours très-faible, à 116, T. 40,6.

Le 4. Délire continuel ; le malade refuse le sulfate de quinine et l'extrait de quinquina ; les râles sonores sont très-nombreux ; le pouls est mieux marqué, à 104, T. A. 39°. Même traitement.

Soir, délire, sueur froide, pouls dicrote, à 116, T. 40,2.

Le 5. L'agitation a été moindre ; il n'y a eu qu'une selle hier ; la peau est chaude, suante ; la face rouge, les lèvres et la langue sont un peu humides. Le malade se plaint toujours, mais il articule moins bien et il tombe dans une somnolence marquée ; même état des poumons et du cœur ; l'eschare du vésicatoire est tombée ; les urines renferment un peu d'albumine. Le pouls est dicrote, très-faible, à 112, T. A. 39,3. Même traitement.

Soir, pouls à 136, T. 40,8.

Le 6. Refroidissement considérable ; cyanose ; le malade n'a même plus la force de se plaindre ; râles trachéaux, pouls insensible, on croit trouver 116, T. 37,4. Mêmes toniques ; on essaiera de mettre du sulfate de quinine dans du café.

Soir, pouls absolument insensible, T. 40,6 ; mort à minuit.

Autopsie. — Cavité crânienne. — Méninges injectées ; le cerveau est dur, les membranes s'enlèvent facilement ; les parties grises sont très-colorées ; le tissu cérébral est fortement injecté dans tous les points.

Thorax. — Le poumon gauche est très-congestionné dans toute sa hauteur ; à la coupe, le tissu est rouge, gorgé de sang qui renferme beaucoup de fines bulles d'air ; plusieurs lobules présentent la coloration noire de l'apoplexie pulmonaire. A la base plusieurs lobules sont durs, affaissés, privés d'air et tombent au fond du vase (atélectasie).

A droite, des fausses membranes pleurétiques récentes recouvrent le bord postérieur du poumon, surtout dans la moitié supérieure ; le poumon présente la même congestion que l'opposé.

Le péricarde renferme un verre à bordeaux de sérosité limpide, mais on ne trouve pas d'épaississement ni de vascularisation de la membrane ; le tissu du cœur est mou ; si on saisit l'organe par les vaisseaux, le cœur droit s'affaisse tout entier, le gauche presque entièrement. Le muscle cardiaque est pâle, jaunâtre ; les artères ne sont pas oblitérées dans leur trajet visible à l'œil nu.

Le sang est poisseux, diffluent, violet.

Les ganglions bronchiques sont énormes, mous, gorgés de sang noir.

Abdomen.— Les plaques de Peyer sont à peine indiquées vers la valvule de Bauhin ; on trouve sur deux d'entre elles une pustule blanche, lenticulaire, analogue à une pustule vaccinale, sans ulcération ; quatre autres pustules de ce genre s'observent dans les trente derniers centimètres de l'intestin grêle. Une très-grande quantité de petits points blancs, psorentériques, parsèment le gros intestin et une partie de l'intestin grêle.

Les ganglions mésentériques ont à peine augmenté de volume.

La rate est dure, d'un volume double du normal.

Le foie est petit, mou, flasque, se déchire ; il offre une teinte jaune, graisseuse, avec plaques violettes.

Les reins sont pâles.

Les muscles sont poisseux, secs, d'un rouge clair.

Examen microscopique des muscles. — Les muscles de la vie de relation sont peu altérés ; il n'y a pas de dégénérescence cireuse, mais on trouve des gouttelettes brillantes assez nombreuses, et en certains points une multiplication des noyaux peu accentuée. En revanche, les fibres du cœur présentent des granulations graisseuses innombrables, qui emplissent les fibres, désagrégent les fibrilles, et même ont envahi les noyaux.

Cette observation est remarquable à plusieurs égards ; d'une part, la question de la nature de la maladie est

discutable; la lésion des plaques de Peyer a fait défaut, on n'a observé que quelques papules sur des follicules isolés, et l'éruption psorentérique du *morbus
mucosus* décrite par Rœderer et Wagler; les cas de ce
genre sont rares, mais on en trouve quelques exemples
dans les ouvrages de Chomel, Louis, Forget. A cette
absence presque complète de l'énanthème spécifique
s'est ajoutée l'absence de la lésion spéciale des muscles, connue depuis les travaux de Hoffmann, Zenker,
Hayem; de plus, les ganglions bronchiques étaient
plus malades que les ganglions mésentériques. Cependant, il semble bien qu'on ne puisse pas donner à ce
cas extraordinaire un autre nom que celui de fièvre
typhoïde, et ce fut l'opinion de notre excellent maître
M. Gueneau de Mussy, qui voulut bien nous donner
les indications nécessaires pour retrouver dans la lit-
térature médicale des cas semblables. Par une singu-
lière coïncidence, notre ami J. Renaut, alors interne
à l'Hôtel-Dieu, observait dans le service de M. Fauvel
un cas analogue, et M. Charcot a bien voulu insérer
ces observations dans les *Archives de physiologie*,
(1873, p. 227).

Au point de vue spécial qui fait le sujet de cette
thèse, on remarquera dans cette observation une congestion de la peau presque continuelle, se révélant
par les sueurs, les éruptions de taches bleues et de
taches rosées lenticulaires abondantes, qui d'ordinaire
ne s'observe que dans des cas bénins, et qui accompagnait ici un fait de la plus haute gravité. C'est que,
chez ce jeune homme, on a eu à combattre une prostration morale considérable, et surtout un affaiblis-

sement du cœur porté à un degré extrême, une adynamie complète ; le pouls filait sous le doigt au
moindre mouvement qu'on imprimait au bras ; les
bruits du cœur sourds et faibles indiquaient bien l'état
graisseux qu'on a trouvé à l'autopsie, et que Stokes
a si bien décrit. Cet état du cœur, l'état du sang qu'on
a remarqué *post mortem* ont donné aux congestions
qui se sont montrées chez ce malade, un caractère
fâcheux de passivité. La cyanose de la face, l'impres-
sion de froid laissée par la peau et la sueur qui la
couvrait, malgré un traitement tonique des plus éner-
giques, indiquaient de la manière la plus nette la tor-
pidité de la congestion, et par suite sa mauvaise nature.

Parmi les phénomènes morbides qui ont leur siége
dans l'épaisseur du tégument externe et qui peuvent
avoir lieu dans le cours d'une dothiénentérie, nous
devons donner une place importante au purpura. Sans
doute, ce n'est pas seulement à un mouvement congestif qu'on doit rapporter exclusivement la production de ces petites ecchymoses ; il faut attribuer à la
lésion du sang, à la lésion des capillaires une grande
part, et peut-être la plus grande, dans la production
de ces hémorrhagies. Cependant, dans un fait que
nous avons pu observer dans le service de notre excellent maître, M. Oulmont, nous avons pu voir que,
tandis que des ecchymoses se produisaient sur la
peau, certains organes internes étaient le siége de
congestions dont la violence était extrême, et il nous
a semblé que si certains parenchymes avaient été soumis à des mouvements fluxionnaires désordonnés, il

n'était pas impossible qu'un semblable mouvement se fût aussi dirigé sur la peau.

Obs. VIII. — Dothiénentérie hémorrhagique. — Purpura. — Congestions violentes des organes internes. — Mort. — Autopsie. — Durée : 11 jours environ.

V... (Denise), 16 ans, entre le 30 mai 1868, dans la salle Sainte-Marie, n° 12, service de M. Oulmont, Lariboisière.

Elle est dans un tel état de stupeur et de faiblesse qu'elle ne donne que peu de renseignements; elle est malade depuis un mois et couchée depuis huit jours. En ce moment, elle peut à peine parler; étendue sur le dos, elle ne remue pas; la bouche est fuligineuse et sèche, la face rouge; toute la peau est couverte de purpura violet. Le ventre est ballonné, peu douloureux; on distingue sur le ventre des taches rosées lenticulaires. Surdité, pas de délire; râles sous-crépitants très-abondants. Pouls fort et sec, à 112.

Le 31. Même état; la faiblesse est excessive.

1er juin. Coma, stertor; la malade est à l'agonie, pouls filiforme, à 140. Mort dans la journée.

Autopsie. L'estomac présente à sa face externe des ecchymoses nombreuses. Plusieurs plaques de Peyer sont ulcérées. La rate est volumineuse, sans consistance et de couleur noire. Le foie présente des plaques jaunes graisseuses, mêlées à des parties rendues noires par une congestion énorme.

Les reins ont une coloration bleue ou noire; à la coupe, il s'écoule beaucoup de sang.

Les ovaires sont volumineux; on trouve un gros caillot sanguin au milieu d'un deux.

Le cœur présente des ecchymoses nombreuses sous le péricarde et une coloration noire de son tissu.

Les poumons volumineux, d'un rouge noir, sont gorgés de sang violacé qui s'écoule par les coupes.

Le cerveau présente à la coupe un piqueté abondant, une teinte très-foncée de la substance grise; les méninges sont épaissies, opalines, et offrent quelques points d'adhérence avec la substance cérébrale.

On voit dans cette observation le cœur, les reins, les poumons, le cerveau envahis par des congestions intenses ; mais le purpura existe non-seulement sur la peau, mais encore sous le péricarde et le péritoine. Faut-il penser que les causes qui ont amené les hémorrhagies et celles qui ont produit ces hyperémies soient différentes, ou plutôt, faut-il admettre que ces deux ordres de phénomènes ont entre eux des relations dans le mécanisme de leur production? C'est à cette seconde opinion que nous nous rattachons, tout en déclarant qu'une hyperémie ne peut expliquer du purpura qu'à la condition qu'il s'y joigne un état morbide du sang et une lésion des capillaires.

Si, pour expliquer la production de ces petites extravasations sanguines, nous pensons qu'il faille invoquer trois conditions dont chacune comporte en elle-même un danger sérieux, on voit que nous considérons le purpura comme un symptôme de haute gravité ; en effet, si sa présence indique en même temps une lésion grave du sang, une altération des capillaires et une tendance aux congestions violentes, la valeur de ce phénomène est singulièrement importante. Il n'en est pas toujours ainsi, et on doit avoir égard aux circonstances dans lesquelles se montre cette éruption. Lorsqu'elle paraît, comme dans le cas précédent, escortée de tous les symptômes d'une dyscrasie générale, certes le pronostic est excessivement grave. Mais il y a des organismes qui présentent une tendance innée, une prédisposition spéciale aux hémorrhagies ; bien des hémophiliques ont continuellement sur la peau des taches purpuriques ; si un individu de ce genre est atteint de dothiénentérie, l'éruption qu'il pourra présenter n'aura pas une grande valeur.

C'est là ce qu'on peut constater dans quelques cas. Mais nous devons ajouter cependant que l'éruption purpurine généralisée des fièvres typhoïdes graves se présente ordinairement avec des caractères de confluence qui n'existent pas dans l'éruption discrète, qui ne constituera, chez un dothiénentérique hémophilique, qu'un simple phénomène de peu de valeur.

Il est encore deux points sur lesquels nous attirerons l'attention avant de terminer ce chapitre. En premier lieu, nous ferons remarquer que les phénomènes congestifs cutanés n'apparaissent que bien rarement dans les fièvres typhoïdes à forme cérébrale; il semble que le coma ou le délire n'existent pas en même temps qu'une hyperémie active de la peau, et on verra dans le courant de cette thèse combien les éruptions de taches rosées elles-mêmes sont amoindries dans ces cas graves. En second lieu, il nous semble digne de remarque que les épistaxis sont fort rares dans les cas où se sont montrées les diverses manifestations congestives ou inflammatoires de la peau. Dans les observations que je viens de rapporter, le saignement de nez n'a été noté qu'une fois (obs. 6), et il s'agit d'un cas où la sueur n'a paru qu'au début de la convalescence. Les épistaxis ont lieu ordinairement au moment de l'éruption de taches rosées, mais il semble que, si des congestions cutanées actives paraissent à cette époque, elles enraient l'hyperémie de la muqueuse nasale, et que la déperdition sudorale empêche la déperdition sanguine par le nez.

CHAPITRE II.

DES CONGESTIONS INTESTINALES.

Il est assez difficile de dire quels sont les symptômes qui traduisent aux yeux de l'observateur une congestion intestinale; la douleur, le ballonnement s'expliquent par d'autres causes, et on ne trouve guère, parmi les symptômes abdominaux, que la diarrhée et les hémorrhagies qui soient des indices d'hyperémie. Et encore, il faut avouer qu'on ne trouve souvent que bien peu de rougeur, d'injection vasculaire à l'autopsie de malades morts au moment où ils présentaient une diarrhée abondante, et d'autre part, si certaines hémorrhagies semblent bien en rapport avec une hyperémie active de l'intestin, beaucoup d'autres ne sont que l'effet de cette destruction du sang, de cette dyscrasie dont parle Trousseau, et qui donne à la dothiénentérie le caractère si grave de la putridité.

Il n'y a réellement que peu de choses à dire de la diarrhée ; les auteurs qui ont étudié ce symptôme d'une manière spéciale ne lui ont pas trouvé de marche bien déterminée. Pour s'en convaincre, on n'a qu'à lire le chapitre que Louis (1) lui consacre, et on voit combien l'intensité, la durée de la diarrhée sont variables, combien il y a peu de fixité dans le rapport qui semble exister entre le flux intestinal et l'état anatomique de l'intestin. Il y a cependant un fait assez positif dans ce chapitre, c'est que trois fois la diarrhée a fait

(1) Louis. Recherches, etc., sur la fièvre typhoïde, 1841, t. I, p. 430.

défaut chez des malades soumis à l'examen de Louis, et que les trois malades sont morts ; cependant, il cite M. Barth qui a vu la constipation se maintenir pendant tout le cours de la maladie, dans trois cas, et qui n'a perdu qu'un seul de ces malades. Dans les faits que nous avons pu observer, la diarrhée n'a semblé manquer ou se restreindre dans des limites étroites que dans les cas graves; ce symptôme, en effet, est une des nécessités de la dothiénentérie ; l'éruption intestinale ne peut exister sans un degré plus ou moins intense de congestion, et l'hyperémie de la muqueuse donne lieu rapidement à une sécrétion anomale. De plus, les modifications de la muqueuse stomacale, celles du foie donnent à la bile et aux sécrétions de l'estomac des propriétés irritantes particulières, et cette cause d'irritation et, par suite, de diarrhée est tellement réelle qu'on connaît toute l'importance que lui donnèrent Delarroque et Beau. Le flux intestinal doit donc être un des phénomènes les plus fréquents, les plus nécessaires de la fièvre typhoïde ; lorsqu'il manque, c'est ou bien que l'intestin ne sécrète pas, ou bien qu'il n'expulse pas ; le défaut d'expulsion indique une paralysie des tuniques musculaires, et par suite un état grave du malade ; le défaut de sécrétion indique une perturbation profonde dans les mouvements morbides ordinaires de la dothiénentérie, c'est-à-dire une gravité plus haute encore.

Si donc, *à priori*, la constipation et la rareté des selles doivent être des faits graves, des évacuations nombreuses et régulières doivent constituer un signe bénin; cette opinion a donné naissance à la méthode purgative, et on peut dire qu'entre les mains de certains médecins, elle a été poussée jusqu'à ses limites les plus extrêmes. Mais une évacuation exagérée fatigue nécessairement les malades, et dans une maladie où le médecin doit avoir continuellement l'attention fixée sur les forces de l'organisme et se bien garder de les épuiser, il faut être modéré dans l'emploi des moyens qui, tout en excitant une sécrétion salutaire, amènent toujours à leur suite une faiblesse plus ou moins considérable. Mais, si l'exagération est fâcheuse, le fait en lui-même est bénin dans la plus grande majorité des cas. Cette opinion est celle de M. Chèdevergne (1) qui a pu observer de bien nombreux cas pendant l'épidémie de 1863 ; il fait remarquer la bénignité des symptômes intestinaux comparée à la gravité des lésions et des symptômes cérébraux et thoraciques : et il présente cette conclusion, qu'en général, mais pas toujours, l'intensité des manifestations intestinales est en raison inverse de celle des autres symptômes.

Voici une observation intéressante au point de vue de la manière dont peuvent se comporter les symptômes intestinaux devant un état grave de l'encéphale. Le jeune homme qui en a fait le sujet n'a eu de diarrhée qu'à la suite d'un vomitif et d'un purgatif ; le reste du temps, il n'y avait que peu ou pas de selles. Il succomba par suite de méningite et de congestion cérébrale, et, malgré une éruption intestinale des plus étendues, la muqueuse du côlon et de l'intestin grêle était blanche et privée de sang. Ce fait n'est pas rare

______

(1) Chèdevergne, loc. cit., p. 146.

dans les dothiénentéries à prédominance cérébrale, et
montre bien que la congestion n'est pas en rapport
avec l'éruption typhoïde.

Obs. IX. — Dothiénentérie à prédominance cérébrale. — Délire, épistaxis,
diarrhée modérée. — Elévation progressive du pouls. — Mort. — Autopsie.
— Méningite, absence de congestion pulmonaire et de congestion intestinale.

B... (Antoine), 25 ans, maçon, de la Corse, entre le 8 novembre
1873, salle Sainte-Jeanne, nº 74, Hôtel-Dieu.

Ce jeune homme, qui habite Paris depuis deux ans, s'y est
bien porté ; il y a onze jours, il fut saisi d'un malaise qui ne
l'empêcha pas de travailler ; le 2, frisson, céphalalgie et courbature ; pas d'épistaxis ni de diarrhée, pas de douleurs abdominales ; la fièvre devenant de plus en plus vive, il entre à l'hôpital.

Etat actuel, 9 novembre. Décubitus dorsal, abattement considérable, paupières à demi closes, face pâle. Insomnie, rêvasseries,
étourdissements. Le malade n'accuse pas de douleurs, sauf à la
tête ; pas de diarrhée ni de gargouillement, ni de taches rosées ;
la langue est blanche sur les côtés, rouge à la pointe, humide ;
la bouche est amère. Peau sèche, pouls à 108, sec ; T. 40,4. Ipéca
stibié, eau vineuse, bouillons.

Soir. Vomissements abondants, épistaxis. Pouls à 112, T. 39,8.

Le 10. L'épistaxis s'est renouvelée, et a été assez forte pour
nécessiter le tamponnement. Délire nécessitant la camisole. La
face est pâle, subictérique ; langue sèche ; ventre ballonné, gargouillement ; diarrhée jaune, abondante et infecte. Pouls dur et
petit, à 120. T. 38,8. Lotions tièdes. Soir, délire, peau sèche ;
pouls à 128, T. 38,8.

Le 11. Délire violent et continuel ; pas de selle, ballonnement
du ventre ; rien dans les poumons ; pouls petit, à 144 ; T. 39,8.
Soir, même état ; pouls à 150, T. 39,4.

Le 12. Délire ; les yeux sont fixes, les narines pulvérulentes,
les lèvres croûteuses, la bouche est sèche. Deux verres d'eau de
Sedlitz ont déterminé des selles abondantes ; peau sèche, rien
dans la poitrine. Pouls à 144 ; T. 38,2. Soir, pouls à 160. T. 38,6.

Le 13. Délire dans une somnolence comateuse ; sueurs profuses
froides ; la face est d'un bleu violet, la respiration pénible ; pouls
à 180, T. 40,3. Mort après la visite.

Autopsie. — *Encéphale* — Le cuir chevelu est gorgé de sang ;

quand on coupe la dure-mère, la substance cérébrale fait hernie a travers l'ouverture. L'arachnoïde est sèche et luisante. Les vaisseaux de la pie-mère sont gorgés de sang et les petits rameaux se voient très-nettement; la partie des membranes qui couvre les circonvolutions pariétales est épaisse, opaline, et présente un exsudat marqué le long des gros vaisseaux. Ces membranes adhèrent en ce point au cerveau; dans le reste de l'encéphale, on les détache facilement; elles sont congestionnées, sans inflammation exsudative. La substance cérébrale est ferme et solide, la substance grise très-colorée; à la coupe, tous les petits vaisseaux laissent échapper du sang, ce qui donne lieu à un piqueté très-abondant; la congestion est considérable, mais il n'y a pas de ramollissement, même aux points où il y a méningite. Il y a peu de sérosité dans les ventricules.

Thorax. Les plèvres et poumons sont sains; on ne trouve que quelques lobules atélectasiés, et quelques ecchymoses sous-pleurales. Le cœur paraît sain, renferme des caillots fibrineux d'agonie, et un peu de sang liquide, légèrement violet et poisseux.

Abdomen. — Le foie est d'un gris jaune uniforme qui annonce une dégénérescence graisseuse avancée.

Les reins sont notablement congestionnés.

La rate a un volume double du normal; son tissu est dur.

L'intestin grêle présente des ulcérations énormes; les plaques de Peyer sont fort élevées au-dessus de la surface muqueuse; celles qui sont ulcérées, en petit nombre, le sont profondément, et l'ulcération de la dernière a perforé toutes les couches, sauf le péritoine. Les follicules solitaires sont ou saillants comme de gros pois, ou semblables à la psorentérie; du reste, on trouve tous les degrés de la lésion. Le fait le plus remarquable est que la muqueuse intestinale est blanche, que les vaisseaux sont vides de sang; seuls, les bords des plaques sont roses; la congestion est absolument nulle. Le gros intestin est criblé de petites plaques ulcérées, qui ne sont autres que des follicules hypertrophiés et ulcérés au centre; pas de congestion, sauf un peu dans le cæcum.

Les ganglions mésentériques sont volumineux, violets, ou rouges, ou même noirs, sans ramollissement.

Voici l'observation d'un jeune homme chez lequel la diarrhée était au début fort abondante et s'accompagnait de sueurs; le pouls était modéré. Mais, vers le vingt et unième jour, la peau se sécha, en même temps que le délire devenait permanent; les poumons s'emplirent de râles et la dyspnée s'accentua ; le pouls monta rapidement, tandis que la diarrhée diminuait très-sensiblement, malgré deux purgatifs.

Obs. X. — Dothiénentérie grave. — Congestion de la peau ; dlarrhée intense ; congestion pulmonaire modérée. — Au vingt et unième jour, délire ; la peau se sèche. — La diarrhée diminue dans les derniers jours, tandis que la congestion pulmonaire augmente — Mort le vingt-septième jour.

U... (Jean), 22 ans, confiseur, né en Savoie, entre le 12 mai 1872, salle Sainte-Agnès, n° 9, service de M. Gueneau de Mussy, remplacé par M. Cornil, Hôtel-Dieu.

Cet homme, de bonne santé habituelle, demeurant à Paris depuis sept mois, est malade depuis douze jours ; il a la fièvre, souffre de la tête et du ventre, et a la diarrhée ; s'il veut se lever, il est tout étourdi ; il a rapidement perdu ses forces. Pas d'épistaxis.

Le 12. Soir. C'est un homme bien constitué, à cheveux blonds, à peau blanche et fine. L'intelligence est nette, mais lente ; céphalalgie et surdité ; peau chaude et suante ; le ventre est ballonné, douloureux, et il y a des selles involontaires, liquides, très-abondantes ; taches rosées sur le ventre et le dos. Râles sonores dans les poumons, rien au cœur, fièvre modérée, pouls à 116.

Le 14. Il y a eu du délire cette nuit, mais modéré ; les douleurs de tête et du ventre sont vives ; le malaise et la faiblesse se sont accrus ; diarrhée involontaire, abondante, langue sèche, soif ; peau chaude et sudorale ; pouls 112.

Le 15. Pas de délire, même état.

Le 16. Pas de délire ; la peau est plus sèche, moins rouge ; la figure est pâle et fatiguée, mais se couvre de rougeur avec la plus grande facilité ; il y a quelques gouttes de sang dans le mouchoir. La diarrhée est toujours aussi abondante ; sur le ventre, quelques petites ecchymoses décrivent un cercle vers l'ombilic, forment une tache près de l'épine iliaque antérieure et supérieure ; pouls à 108.

Soir. Pouls à 116.

Le 17. Nuit calme ; même diarrhée, mêmes râles ; pouls à 120.

Soir. éphalalgie, malaise marqué, peau chaude, plaques rouges sur le ventre ; pouls à 116.

Le 18. La diarrhée diminue un peu ; langue sèche, peau chaude ; les ecchymoses sur le ventre prennent une teinte moins vive ; pouls à 116.

Soir. Peau sèche, pouls à 124.

Le 19. Peau sèche et chaude ; langue sèche et rouge, ventre dur et ballonné ; la diarrhée est modérée. Le malade se sent mieux, mais la respiration est un peu gênée, même râles ; pouls à 128.

Le 20. Même état ; pouls à 112. On ordonne une potion de Todd.

Le 21. Délire ; peau sèche et violette, abattement ; il y a eu cinq selles liquides ; le malade prend mal sa potion, la trouvant mauvaise ; pouls 112.

Soir. Délire, peau chaude et sèche ; pouls à 116.

Le 22. Délire ; la peau est sèche, les joues se creusent, le nez est pincé, la bouche entre'ouverte, les ecchymoses disparaissent du ventre. Même diarrhée, râles sonores et sous-crépitants.

Le 23. Dyspnée, respiration bruyante ; peau humide et violette, pouls à 128, faible ; décubitus dorsal et grande prostration. Le ventre se ballonne de plus en plus, selles involontaires, paralysie de vessie ; délire continuel. Râles nombreux dans presque toute la hauteur des poumons. Eau de Sedlitz, affusion froide.

Soir. Dyspnée et sueur ; ni toux ni crachats, prostration, délire ; pouls à 120.

Le 23. Dyspnée, respiration bruyante ; peau violette, sueur ; ventre ballonné, même diarrhée ; paralysie de vessie ; délire continu ; prostration. Pouls, 128. — Eau de Sedlits, affusion froide.

Soir. Pouls à 120 ; dyspnée et sueur.

Le 24. Même état ; le ventre est plus plat ; pouls à 132.

Soir. Dyspnée, cyanose et sueur ; la diarrhée diminue ; pouls à 140.

Le 25. Peau rose ; un peu d'animation ; délire continu ; deux selles seulement ; céphalalgie intense. — Eau de Sedlitz.

Soir. Pas de selle ; peau sèche. Pouls à 132.

Le 26. Mort le matin sans avoir été à la selle.

Autopsie. — Dans l'intestin grêle, ulcérations ordinaires, dont quelques-unes sont en voie de cicatrisation.

Congestion pulmonaire fort intense des deux côtés.

Le foie est mou, jaunâtre, congestionné.

Les reins sont graisseux.

Le cerveau n'a pas été examiné.

Nous avons rangé, au début de ce chapitre, les hémorrhagies parmi les manifestations extérieures les plus importantes de la congestion de l'intestin ; nous avons ajouté de suite qu'on pouvait cependant invoquer d'autres causes pour expliquer ces entérorrhagies. En effet, il est peu de symptômes dont la cause soit plus discutée, et il importe avant tout d'exposer les opinions diverses des auteurs qui en ont parlé.

Il y a une opinion qui fait venir le sang des ulcérations des plaques de Peyer ; M. Jaccoud ne semble pas reconnaître aux hémorrhagies d'autre lieu de production ; l'ulcération détruit les vaisseaux, et le sang s'écoule. Cette explication, très-simple au premier abord, ne doit pas être admise sans examen, et les auteurs qui ont cherché les orifices des vaisseaux rompus dans les plaques, ne les ont jamais trouvés. L'autorité imposante d'Andral, qui fait cette déclaration, doit rendre circonspect sur ce point (1).

Forget (2) rapporte un cas où des caillots étaient restés sur les plaques ulcérées ; dans ce cas, le sang venait bien d'une ulcération, mais on pouvait ajouter comme causes de cette hémorrhagie d'autres éléments que nous allons voir intervenir. Forget, en disant que cet accident était surtout fréquent dans les entérites à forme inflammatoire, indiquait sous ce nom les dothiénentéries à congestions intenses et actives, sources fréquentes d'hémorrhagies.

(1) Andral. Clinique. 1830, t. III, p. 487.
(2) Forget. Traité de l'entérite folliculeuse, p. 197.

M. Bouillaud (1) pense que le sang est fourni par la surface des ulcérations plutôt que par simple exhalation, dernier mode dont il ne conteste pas la possibilité. Pour Grisolle, l'hémorrhagie est produite tantôt par l'érosion d'un vaisseau, tantôt par simple exhalation à la surface de la muqueuse.

Chomel (2) a décrit un état particulier de la muqueuse intestinale qu'il a trouvé dans la plupart des cas où des entérorrhagies avaient eu lieu pendant la vie; c'est un gonflement de la muqueuse qui lui donne une épaisseur triple de la normale; la coloration est noire, rouge ou rosée, et le tout est dû à une infiltration d'un liquide rouge ou brun dans les mailles de la muqueuse; le sang peut ainsi s'exhaler par les ulcérations comme par le reste de la surface de l'intestin.

Mais d'autres auteurs indiquent des causes multiples; Trousseau dit que la cause des entérorrhagies peut bien être une rupture vasculaire, mais que, le plus souvent, pour ne pas dire toujours, la cause prochaine n'est autre que l'état de dissolution du sang qui permet une exhalation par la muqueuse; lorsque les hémorrhagies se montrent en plusieurs points à la fois, c'est un signe de dyscrasie très-grave : c'est la fièvre putride hémorrhagique.

L'opinion de M. Chèdevergne (3) est la même que celle de Trousseau; pour lui, la plupart des entérorrhagies se font par exhalation à la surface de la mu-

(1) Bouillaud. Nos. méd., t. III, p, 104.
(2) Chomel. Clinique, etc., p. 252.
(3) Chèdevergne, p. 46.

queuse; celle-ci offre une colaration ecchymotique, une infiltration sanguine dans son tissu. L'état du sang a une large part dans la production de ces hémorrhagies ; enfin, le tout est sous la dépendance d'un mouvement congestif actif.

M. Bouchard (1) traite incidemment cette question, et met d'abord en avant les lésions vasculaires trouvées par M. Hoffmann, consistant en granulations graisseuses et pigmentaires, lésions trouvées surtout dans les reins et le cerveau ; il est probable qu'elles existent ailleurs. M. Hayem en a trouvé d'importantes dans les muscles et le cœur, où elles produisent des hémorrhagies, ou des thrombus, causes des infractus et des ruptures du cœur, ou causes d'anémie de l'organe. Les lésions vasculaires des plus gros troncs sont connues depuis longtemps, car Hildenbrand a observé des faits qui s'y rapportent. M. Patry (2) a étudié cette question pour les vaisseaux des membres, et affirme que les lésions des gros troncs succèdent à celles des petites artères. Une lésion semblable peut bien exister aussi dans l'intestin. A côté de cette cause d'hémorrhagie, **M.** Bouchard place l'atonie des vaso-moteurs, l'état du sang, et l'activité des mouvements fluxionnaires si fréquents dans les pyrexies typhoïdes ; cependant, dans les points où il y a des ulcérations, M. Bouchard pense que c'est là que se fait l'hémorrhagie.

L'auteur d'une thèse sur le sujet qui nous occupe,

(1) Bouchard. Pathog. des hémorrhagies. Thèse pour l'agrégation, 1869, p. 144.
(2) Patry. Arch. gén. de méd.; février 1863.

M. Granier de Saint-Aubin (1), donne aux entérorrhagies des causes multiples, et les différencie complètement les unes des autres; il met au premier rang la paralysie des vaso-moteurs, la rapporte aux lésions du système nerveux, surtout à celles des ganglions du plexus solaire, montrées par Virchow et Rokitansky; il décrit ensuite un état d'infiltration sanguine de la muqueuse offrant de grandes analogies avec celui dont Chomel nous a laissé la description. Puis il rapporte l'hémorrhagie qui se produit dans les premiers jours à la congestion de la muqueuse; le sang sort du tissu par exhalation. Plus tard, quand l'ulcération est faite, le sang sort par la surface ulcérée, mais ceci est très-rare. Les entérorrhagies les plus fréquentes ont lieu pendant la réparation des ulcères, et se font par rupture des jeunes vaisseaux des bourgeons charnus qui oblitèrent l'ulcération.

Toutes les causes diverses rapportées par ces auteurs peuvent servir à expliquer la production des hémorrhagies intestinales, mais toutes ces hémorrhagies ne reconnaissent pas les mêmes causes. A part les cas accidentels, et que nous croyons très-rares, où un gros vaisseau de l'intestin est rompu par le fait seul de l'ulcération progressive, sans avoir été primitivement bouché par des caillots sanguins ou une inflammation des parois, il nous semble qu'on peut diviser les entérorrhagies en deux classes. Dans la première se placeront celles qui ont lieu surtout au début ou au milieu de la maladie, rarement à la

(1) Thèse de Paris, 1866, n° 272.

fin ; elles apparaissent au milieu de mouvements parfois désordonnés; violents, quelquefois fugitifs, mais souvent aussi tenaces ; au milieu de ces congestions actives qui se montrent à cette époque sur la peau, la muqueuse nasale, le poumon, l'intestin ; elles reconnaissent pour cause le mouvement fluxionnaire, se font indifféremment par les ulcérations ou la surface de la muqueuse ; elles sont facilités par la lésion du sang, les altérations vasculaires, les troubles fonctionnels du système nerveux. Dans l'autre classe se rangeront les hémorrhagies qui se montrent le plus souvent à une période avancée de la maladie, mais qui peuvent apparaître aussi plus tôt, dans le cas de fièvre putride hémorrhagique ; la cause première est une lésion intense du sang ; l'écoulement se fait en tous points de l'intestin , s'accompagne toujours d'hémorrhagies dans d'autres organes ; les lésions vasculaires, la faiblesse du cœur, l'atonie du système nerveux aident puissamment à leur production.

On comprend que les jugements qu'on a pu porter sur la valeur de faits dont les causes sont multiples, soient dissemblables; aussi, beaucoup d'auteurs déclarent-ils que les hémorrhagies intestinales sont funestes ; d'autres les regardent comme innocentes, et quelquefois comme utiles. Il faut encore ici considérer les auteurs et les faits.

M. Jaccoud repousse de la manière la plus formelle toute opinion qui tend à innocenter les entérorrhagies; en 1871, il en avait vu six cas, tous terminés par la mort, chez des individus très-adynamiques. Cette manière de voir est conforme à celle de Delarroque, Louis, Chomel, Taupin, Grisolle, Barth, qui voyaient presque tous leurs malades mourir. Aussi, lorsque Trousseau vint déclarer, après Graves, que les hémorrhagies intestinales n'avaient pas toute la gravité qu'on leur prêtait, le fait parut singulier ; les auteurs du Compendium avaient bien restreint déjà le danger de cet accident, mais Trousseau alla plus loin en déclarant que, dans quelques cas, l'hémorrhagie pouvait être non-seulement innocente, mais utile, et que, lorsque la mort l'avait suivie, ce n'était pas l'écoulement de **sang** qu'il fallait en accuser, mais bien la dyscrasie sanguine formidable qui la causait.

Trousseau s'appuyait sur Graves, sur sa propre pratique, sur les mémoires de quelques médecins, et il citait Ragaigne, de Mortagne, et Juteau, de Chartres. Depuis, on a présenté bien des observations qui venaient prouver la vérité de l'assertion de Trousseau. M. Chèdevergne montra, par ses observations 35, 36, 37, 40, 46, 48, que les entérorrhagies n'étaient pas un symptôme qui annonçait une terminaison nécessairement fatale; bien plus, il leur reconnut le pouvoir de faire disparaître le délire dans certains cas. M. Jaccoud a reconnu qu'elles s'accompagnaient d'un notable abaissement de la température, symptôme éminemment favorable quand il persiste.

A priori, on ne voit pas quelle pourrait être la gravité excessive d'une perte de sang s'exécutant par l'intestin dans certaines conditions : un jeune homme est pris de fièvre typhoïde, dans laquelle les phénomènes congestifs acquièrent de suite une puissance désordonnée ; les principaux viscères deviennent le théâtre d'hyperémies violentes qui menacent d'emporter le malade : c'est là la forme inflammatoire de plusieurs auteurs. Les vaisseaux de la muqueuse intestinale, remplis outre mesure, laissent exhaler une quantité de sang plus ou moins abondante ; il est évident que les phénomènes congestifs vont s'amender par suite de cette diminution dans la quantité de sang contenue dans les vaisseaux, et si l'hémorrhagie se répète, elle n'aura d'autre effet que les saignées multiples de M. Bouillaud, celui d'éteindre ces congestions intenses et menaçantes, quitte à causer une anémie que le médecin devra surveiller, et qui est rarement bien intense. Supposons encore un hémophilique, un de ces hommes qui perdent du sang habituellement ; l'entérorrhagie n'aura pas non plus une bien haute gravité chez un homme habitué aux pertes sanguines. Prenons un cas plus grave en apparence : un malade arrive à la fin de la période d'état de la fièvre typhoïde ; le cœur a perdu sa force, les vaisseaux sont lésés, le système nerveux fonctionne mal, les vaso-moteurs se paralysent, et les lésions intestinales ont amené autour d'elles une congestion qui s'est exagérée sous d'aussi fâcheuses influences ; le sang stagne dans des vaisseaux paralysés, et cette hyperémie torpide entrave la circulation intestinale, et par suite la circulation générale ; enfin, l'hémorrhagie a lieu, les vaisseaux se vident, leurs parois recouvrent leur tonicité, leur calibre se rétrécit, la tension sanguine diminue, et le cœur n'ayant plus devant lui l'obstacle qui a disparu, bat avec plus de facilité. Il est évident que, dans ces circonstances qui ne sont nullement hypothétiques, l'hémorrhagie aura été non-seulement innocente, mais utile.

Si ce phénomène hémorrhagique peut donc être souvent considéré comme bénin, il faut bien reconnaître cependant ses dangers ; l'un des plus graves, et des moins connus, consiste dans le séjour du sang dans l'intestin ; il s'y putréfie, est résorbé en partie, et empoisonne rapidement l'organisme. Ce danger est d'autant plus considérable que le fait a lieu à un moment où l'intestin est paralysé ; dans ce cas, les purgatifs ne procurent pas de selles ; seul, l'alcool à forte dose donne du ton à l'intestin, le fait contracter, en même temps qu'il congestionne la peau. Un autre danger des hémorrhagies est l'anémie ; celle-ci existe presque toujours, mais modérée ; elle peut être très-forte, elle ne tuera pas le malade si la lésion du sang n'est pas très-avancée ; car on ne saurait trop se rappeler l'idée exprimée par Trousseau : dans la fièvre hémorrhagique, ce n'est pas l'hémorrhagie qui tue, c'est la dyscrasie, c'est la putridité. Un des plus beaux exemples qu'on puisse voir d'une anémie portée à l'extrême et suivie de guérison, est l'observation 3 de la thèse de M. Granier Saint-Aubin : l'interne en pharmacie de M. Moutard-Martin est atteint de dothiénentérie ; il est soumis à un traitement évacuant strict, lorsqu'au quinzième jour surviennent des évacuations sanguines tellement abondantes, qu'au bout de vingt-quatre heures ce n'était plus qu'un cadavre respirant à peine. M. Moutard-Martin administra l'alcool, et le malade guérit.

Nous allons présenter quelques observations que

nous avons pu recueillir nous-même dans les différents services dans lesquels nous avons étudié. Elles
nous semblent bien être des exemples des différentes
formes d'entérorrhagies qui se produisent dans le
cours de la dothiénentérie.

Obs. XI. — Dothiénentérie hémorrhagique. — Epistaxis, anémie profonde,
entérorrhagies multiples. — Congestion pulmonaire violente, mais courte,
au début de convalescence. — Durée : 22 jours environ. — Otite; durée
totale : 38 jours.

T... (Marie), 12 ans, entre le 30 janvier 1870, salle Sainte-Marguerite, n° 20, service de M. Triboulet, Sainte-Eugénie.

Cette petite fille fut mal élevée en nourrice; revenue à Paris à
18 mois, elle fut atteinte de la coqueluche et la garda deux ans;
elle est sujette aux saignements de nez; vers le 1er janvier, elle a
souffert d'un embarras gastrique qui céda à un purgatif. Il y a
huit jours, elle tombe malade sérieusement : fièvre, céphalalgie,
abattement considérable succédant à une grande vivacité ordinaire. Il y a deux jours, elle saigna du nez depuis onze heures du
soir jusqu'à cinq heures du matin.

Le 30. C'est une enfant petite et maigre; les yeux sont caves,
cernés d'une aréole noire; la peau est blanche et mate; décubitus
dorsal, affaissement complet; les gencives, dents et lèvres sont
couvertes de croûtes fuligineuses sèches; la narine gauche est
pleine de croûtes sanguines sèches; la langue tremble, est couverte d'un enduit blanchâtre considérable. La soif est violente,
l'enfant a bu deux litres de tisane cette nuit. Le ventre est plat,
douloureux surtout à droite, et il n'y a pas encore eu de diarrhée;
deux taches rosées bien pâles. Rachis douloureux, céphalalgie,
perte de mémoire, fatigue intellectuelle excessive ; carphologie.
Râles sonores multiples.

Traitement. Emétique, 0,03 ; frictions avec alcool camphré,
lavements.

Soir. Vomissements abondants : la peau n'est plus blanche,
mais un peu colorée; sueur, rougeur des pommettes. Somnolence
calme; pouls à 116.

Le 31. Même faiblesse considérable; il y a eu trois selles en
diarrhée contenant d'abondants caillots de sang noir; vives douleurs abdominales; pouls à 120.

Julep avec extrait de quinquina, 4 gr.

Soir. Pouls fort, bondissant, à 120 ; somnolence et grande faiblesse ; trois selles sanglantes dans la journée. L'enfant se refusant à rien prendre, on administre un lavement de vin et de bouillon, qui fut gardé.

1er février. Langue croûteuse, excoriations des lèvres, selles liquides non sanglantes ; céphalalgie vive, tremblement des lèvres, de la langue et des bras ; carphologie. Le pouls bat fort, est vibrant, mais dépressible, à 128.

Traitement. Lavement huileux, suivi d'un lavement de ratanhia ; ablutions tièdes vinaigrées ; demain matin, limonade magnésienne.

Soir. Somnolence, prostration, même pouls ; trois selles.

Le 2. Le ventre est moins douloureux ; il y a eu trois selles cette nuit avec un peu de sang ; le pouls a perdu son caractère vibrant, à 112.

Soir. Les lèvres et la bouche se sont nettoyées, la céphalalgie a disparu ; sommeil tranquille dans la journée.

Le 3. Il y a encore eu un peu de sang cette nuit dans une selle, l'enfant reprend des forces et de la vivacité ; le pouls à 112. Les râles sonores sont plus abondants que jamais.

Le 4. Sommeil, appétit ; ventre peu douloureux ; la diarrhée a presque cessé.

Le 5. Inappétence, fièvre vive ; râles sonores et sous-crépitants ; pouls à 120 et le soir à 140.

Le 6. Il y a eu encore du sang dans une selle ; les râles ont bien diminué ; calme et appétit, pouls à 104.

Le 10. Pas de fièvre, poitrine libre ; pâleur et maigreur, convalescence un peu lente.

Le 20. Un peu d'embonpoint et de coloration de la peau ; pouls à 68.

Une otite suppurée retarde encore la guérison définitive, et l'enfant sort le 28 février.

On voit dans ce fait une petite fille sujette aux épistaxis, par conséquent prédisposée aux hémorrhagies, présenter successivement, dans le cours d'une fièvre typhoïde, un saignement de nez considérable, des entérorrhagies répétées et abondantes, et une congestion pulmonaire intense, mais courte. Ne sont-ce pas là trois phénomènes congestifs actifs, se succédant les uns aux autres ? L'enfant a guéri facilement, et l'hémorrhagie intestinale n'a pas été un phénomène plus fâcheux que l'épistaxis : au contraire, celle-ci a amené après elle une anémie plus considérable que celle-là. On pouvait encore pronostiquer la bénignité relative de l'entérorrhagie, en remarquant que le sang était en caillots, c'est-à-dire qu'il n'avait pas perdu la propriété de se coaguler, qu'il n'était pas atteint d'une altération profonde.

Obs. XII. — Dothiénentérie hémorrhagique à congestions très-mobiles. — Congestion de la peau, délire cédant à des ventouses scarifiées ; les sueurs disparaissent devant des entérorrhagies pour reparaître lorsque celles-ci sont arrêtées. — Congestion pulmonaire trés-intense. — Hémorrhagies légères de l'intestin ; des ventouses scarifiées jugent tous ces phénomènes. Convalescence lente. — Durée : 50 jours environ.

K... (Albertine), 22 ans, domestique, de la Suisse, entre le 27 avril 1872, salle Saint-Bernard, n° 6, service de M. Gueneau de Mussy, remplacé par M. Cornil, Hôtel-Dieu.

Cette jeune femme, à Paris depuis trois mois, est malade depuis huit jours ; elle a souffert d'insomnie, d'étourdissements, de vertiges, de fièvre ; pas de diarrhée, ni d'épistaxis.

Le 28. Cette femme est de constitution robuste : elle n'a pas vu à sa dernière époque. La face est rouge, la peau halitueuse, couverte de sueur. Douleurs dans la fosse iliaque droite, sans gargouillement ni diarrhée ; pas de toux ni de râles, rien au cœur. Langue rouge, lèvres fuligineuses.

Traitement. Eau de Sedlitz, lavement, bouillons.

Le 29. Délire, agitation cette nuit ; pas de taches, douleurs vives dans le ventre ; râles sibilants et sous-crépitants, surtout aux deux bases ; pouls à 104, T. A. 39°,6. Ventouses scarifiées dans le dos.

Le 30. Sommeil, peau sudorale, langue sèche ; respiration fréquente. Ventre ballonné, une selle, râles sonores, sans bulles ; pouls à 120.

1er mai. Figure bonne, peau sudorale ; diarrhée hier à la suite d'un lavement ; taches rosées lenticulaires ; gargouillement ; râles sonores ; 40 respirations, 120 pulsations.

Le 2. Trois selles en diarrhée ; même état ; pouls à 124, T. A., 39,6.

Le 3. Même état ; pouls à 124, T. A., 39,4.

Le 4. Sommeil, trois selles. Pouls dicrote et dépressible, à 112 ; respiration gênée, râles sonores. T. A. 38,8.

Le 5. Trois selles ; les sueurs ont disparu ; les râles sont plus nombreux ; 124 pulsations.

Le 6. Langue rouge, pouls petit, à 108 ; quatre selles sanguinolentes, liquides mais peu abondantes. T. A., 39.

Le 7. Il y a eu hier deux selles contenant du sang noir dans la journée, et dans la nuit deux selles semblables ; le pouls est très-faible et petit ; le ventre est plat ; la face est pâle, la malade très-faible ; la langue présente plusieurs ulcérations. Pouls à 120. T. A. 38,4.

Traitement. Glace sur le ventre ; perchlorure de fer et extrait de quinquina.

Le 8. Pouls faible, à 116, chaleur modérée de la peau, calme et faiblesse générale ; cinq selles avec sang noir liquide, râles sibilants.

Supprimer le traitement d'hier. Potion de Todd, à 50 gr.

Le 9. La peau redevient sudorale ; pas de selle ; pouls à 124, T. A., 39,2.

Le 10. La peau est suante, le pouls mou, à 112 ; la langue large, humide, un peu rouge ; deux selles liquides sans hémorrhagie. Il y a eu cette nuit un léger vomissement de matières bilieuses épaisses. Un peu de gêne de la respiration, râles sonores disséminés, quelques bulles dans les bases. T. A., 38,7.

Supprimer tout traitement.

Le 11. Ventre mou, un peu ballonné ; mêmes râles ; pouls à 120, T. A., 38,5. Vésicatoire en arrière de la poitrine.

Le 12. Dyspnée, crachats muco-purulents abondants, toux fatigante, râles très-abondants des deux côtés. Pouls à 124, T. A., 39,8.

Le 13. Cette nuit un frisson a été suivi d'une selle sanglante ; dyspnée, insomnie. Râles sonores dans toute la poitrine, bulles fines aux deux bases ; pouls à 128, T. A., 38,9.

Traitement. Ventouses sèches dans le dos.

Le 14. Dyspnée moindre, crachats puriformes ; mêmes râles, plus abondants à droite qu'à gauche ; deux selles très-abondantes avec un peu de sang ; pouls à 120, T. A., 38,6.

Le 15. La face s'amaigrit depuis quelques jours ; pommettes rouges, peau chaude et suante. La respiration est un peu fréquente, la toux grasse ; crachats muqueux entourés d'une matière hyaline, homogène, et renfermant quelques filets de sang ; respiration soufflante du sommet du poumon droit, râles sous-crépitants à la base; à gauche, mêmes signes et râles sonores. Pouls à 126, T. A., 38,8.

Traitement. Julep avec extrait de Mindererus, 4 gr.; 20 ventouses sèches, 4 scarifiées.

Le 16. La respiration est presque facile; les sommets sont libres, il n'y a plus que quelques râles sonores dans les poumons ; mêmes crachats, ventre mou, indolent; 120 pulsations.

Traitement. Esprit de Mindererus, 4 gr., 1 œuf.

Soir. Toux franche, crachats blancs, séreux; diarrhée modérée. La tête est tout à fait dégagée.

Le 17. Même état; râles un peu plus nombreux qu'hier; 128 pulsations. Œuf, côtelette.

Soir. La malade se trouve bien d'avoir mangé; la diarrhée diminue, les matières durcissent; pouls à 104.

Le 18. Un peu de dyspnée et de fièvre, pouls à 120; quelques râles aux sommets; pas de diarrhée. Il s'est formé une eschare au sacrum. T. A., 38,8.

Le 19. Bon état, appétit; la diarrhée cesse, mêmes râles; pouls à 128. On supprime tout traitement.

Le 20. Appétit, les forces renaissent, les râles diminuent.

Le 23. Convalescence lente, les râles diminuent.

Le 25. Très-bon état.

Exeat, le 14 juin.

Dans le fait précédent, les hémorrhagies ont eu le caractère le plus actif, alternant avec des sueurs actives, ou coïncidant avec une congestion pulmonaire intense ; on voit que les sueurs ont disparu au moment de l'hémorrhagie pour reparaître après, et tel était le caractère congestif de tous les accidents qui ont paru chez cette femme, que ce sont des émissions sanguines qui ont fait disparaître le délire du début et la congestion pulmonaire de la fin. On remarquera le traitement que M. Cornil a institué, et qui est venu en aide aux mouvements morbides, au lieu de les arrêter ; en effet, si l'on supprime une hémorrhagie due à une vive congestion de l'intestin, celle-ci bien fréquem-

ment se reporte ailleurs. M. Molland (1) rapporte
4 cas de dothiénentérie hémorrhagique, et il insiste
sur ce fait, que le seul enfant qui ait guéri a été
celui chez lequel les hémorrhagies ont résisté au traitement dirigé contre elles et ont duré le plus longtemps; dans les trois autres observations, les petits
malades sont morts, deux par suite d'accidents pulmonaires, l'autre par suite d'accidents cérébraux qui
ont succédé à la suppression de la déperdition sanguine.

Les observations suivantes sont encore des exemples
d'entérorrhagies abondantes, répétées, survenues dans
le cours de dothiénentéries excessivement graves, et
cependant, les malades ont survécu, grâce à la sagesse
du traitement institué par notre excellent maître,
M. Moissenet, qui nous a donné, en traitant ces deux
malades devant nous, un enseignement que nous n'ou-
blierons jamais.

Obs. XIII. — Dothiénentérie hémorrhagique; symptômes cérébraux; épistaxis; sueur; congestion pulmonaire; hémorrhagies intestinales; épistaxis
nouvelles; anémie; convalescence longue; durée : 40 jours.

S... (Léonard), 24 ans, de la Corrèze, entre, le 27 septembre 1873,
salle Sainte-Jeanne, n° 44, Hôtel-Dieu.

Ce jeune homme a été pris, il y a quinze jours, de céphalalgie
et de douleurs lombaires violentes; la fièvre survint rapidement;
bourdonnements d'oreille très-forts, pas d'épistaxis; constipation.
Il y a cinq jours, il prit un vomitif et, depuis ce temps, il eut de
la diarrhée. Il est à Paris depuis cinq ans, et s'y est toujours bien
porté.

Etat actuel. — Le 27. Soir. C'est un homme de petite taille, assez maigre; décubitus dorsal, fatigue, prostration. La langue est
rouge à la pointe, sale sur le milieu et les bords. La peau est

(1) Molland. Thèse de Paris, 1859, n° 126.

chaude et sèche; le ventre un peu ballonné, indolent, porte une éruption abondante de taches rosées. Le pouls est fort, ample et dicrote. Rien dans les poumons ni au cœur; pouls à 112, T. 38,8.

Le 28. Somnolence, surdité, bourdonnements d'oreille, carphologie; pas de selles; soif vive. Pouls à 112, T. 39,7. Limonade, bouillons. Le soir, pouls à 104, T. 40,6.

Le 29. Même état; constipation; pouls à 104, T. 39,4. Un verre d'eau de Sedlitz. Le soir, pouls à 100, T. 40°.

Le 30. Surdité, abattement, carphologie. L'éruption est très-abondante, les taches sont nombreuses dans le dos et même sur les membres; six selles depuis hier. Pouls dicrote, à 100, T. 38,8. Le soir, pouls dicrote, à 108, T. 39,8.

1er octobre. Subdélirium et somnolence; violents soubresauts des tendons; langue grillée, fuliginosités; la face s'amaigrit, le nez se pince; ventre ballonné, douloureux; selles peu abondantes. La peau est sèche; il n'y a pas de râles. Pouls à 100, T. 39,2. Le soir, pouls à 104, T. 39°.

Le 2. La diarrhée est plus abondante; la langue est humide et très-sale; râles sonores dans toute la poitrine, et sous-crépitants à la base droite. Pouls à 100, T. 39,4. Le soir, le pouls dicrote est remarquable par sa sécheresse, sa dureté, à 104, T. 39,5.

Le 3. Epistaxis abondante (300 gr.); sudamina, sueur. Mêmes râles; amaigrissement; pouls à 100, T. 39,8. Le soir, sueurs très-abondantes; pouls à 104, T. 39,4.

Le 4. Délire assez violent pendant la nuit; la carphologie a disparu, la langue est humide; la surdité et l'abattement persistent; diarrhée modérée; râles sous-crépitants aux deux bases; pouls à 104, T. 39,1. Le soir, pouls dicrote à 104, T. 39,3.

Le 5. Délire actif; la face est terreuse, très-amaigrie; la langue est blanche et humide; sueur modérée; mêmes râles. Pouls à 104, T. 38,6. Le soir, pouls dicrote à 104, T. 39,6.

Le 6. Délire violent. Deux fois les alèzes ont été retirées couvertes de sang rendu par le rectum; il y a des grumeaux noirâtres mêlés aux matières diarrhéiques, mais il y a aussi beaucoup de sang liquide, brun, qui s'est étendu jusqu'à l'oreiller; l'hémorrhagie est donc très-abondante. Le malade est pâle, somnolent, la face est squelettique, les lèvres sont fuligineuses. Peau sèche; carphologie, mêmes râles. Le pouls est dicrote et faible, à 112, T. 39,2. Rhum 60 grammes; vingt ventouses sèches. Le soir, le pouls très-dicrote est sec et très-dur, ce qui fait croire à la reproduction de l'hémorrhagie, à 108°, T. 40°.

Le 7. Hier soir, épistaxis, et, cette nuit, on a trouvé du sang dans toutes les selles; délire et somnolence comateuse, faiblesse extrême. La face est blanche et squelettique; râles sous-crépitants dans toute la hauteur des deux poumons; pouls dicrote, à 108, T. 39º. Quarante ventouses sèches sur le ventre et la poitrine, rhum et vin de quinquina. Le soir, pouls plus faible, à 106, T. 39,6.

Le 8. Il n'y a pas eu d'hémorrhagie nouvelle; le délire a diminué; le ventre est très-ballonné; souffle au sommet droit, mêmes râles; pouls faible, toujours dicrote, à 108, T. 38,8. On augmente la dose des toniques; vingt ventouses. Le soir, on constate des selles diarrhéiques assez abondantes, ne renfermant pas de sang; pouls à 112, T. 39º.

Le 9. Pas de délire; sueur sur la face, sudamina sur le ventre; le malade semble moins fatigué; les pommettes se colorent; le pouls est mou, à 116, T. 38,4. On augmente encore la dose des toniques, 120 grammes de chaque. Soir, pouls à 112, T. 39º.

Le 10. Délire; sueur de la face et du ventre; diarrhée abondante et fétide; le souffle a disparu, il y a des râles sous-crépitants seulement aux deux bases. Pouls modéré, sans dicrotisme, à 96, T. 38,8. On ne donne que 60 grammes de rhum. Le soir, pouls à 104, T. 39º.

Le 11. Mêmes symptômes, sauf la sueur qui a disparu. Les selles sont vertes et infectes; pouls à 116, T. 39,5. Le soir, la peau et la langue sont sèches; pouls à 136, T. 40º.

Le 12. Même état; le malade n'a plus la force de cracher, et les mucosités restent dans sa bouche. Pouls à 112, T. 38,6. Le soir, pouls à 120, T. 40º.

Le 13. Le malade semble se réveiller; le ventre s'affaisse; même état du reste; pouls à 96, T. 39º; le soir, pouls à 116, T. 39,4.

Le 14. Même état; pouls à 118, T. 38,6; soir, pouls 108, T. 38º.

Le 15. Même état, sueurs; ventouses sèches; pouls à 104, T. 38,4; soir, pouls à 116, T. 38,4.

Le 16. Un peu moins de somnolence; le ventre s'aplatit; pouls à 120, T. 38,4; soir, pouls à 108, T. 38.

Le 17. Sueurs abondantes; la surdité disparaît, le malade répond bien aux questions; eschares au sacrum et aux trochanters, peu étendues; même diarrhée, mêmes râles; pouls à 104, T. 37,8; soir, pouls à 108, T. 37º.

Le 18. Appétit; persistance de la diarrhée et des râles; pouls 96, T. 36,8; soir, pouls à 108, T. 38,4.

Le 19. Sueurs, appétit; pouls 96, T. 37,2; soir, pouls 72, T. 37,6.

Le 20. Pouls à 96, T. 36,8; soir, pouls à 104, T. 38,4.

A partir de ce moment, la convalescence marche lentement, mais il n'y a plus aucune rechute; une grande quantité de furoncles percent les uns après les autres; la diarrhée est arrêtée le 23 octobre; les râles persistent plus longtemps; on emploie le vin de quinquina, la nourriture la plus substantielle et les bains; cependant la faiblesse considérable et les furoncles successifs ne permettent la sortie à Vincennes que le 28 octobre.

Obs. XIV. — Dothiénentérie hémorrhagique. — Epistaxis, délire, éruption considérable de taches rosées, hémorrhagies intestinales] répétées. — Convalescence lente. — Durée : 35 jours environ.

B... (Eugène), 18 ans, garçon de magasin, entre, le 24 octobre 1873, salle Sainte-Jeanne, n° 68, Hôtel-Dieu.

Ce jeune homme, qui habite Paris depuis neuf ans, s'est toujours très-bien porté; le 16 octobre, il fut pris de frisson avec céphalalgie et étourdissements très-forts; le 20, une épistaxis se renouvela trois fois dans la journée; courbature, fatigue, fièvre; diarrhée verdâtre, à raison de cinq ou six selles par jour; toux modérée.

Etat actuel. — Le 25. En ce moment la face est rouge, bonne; il y a eu ce matin un frisson, et le malade est dans la période de chaleur; peau moite; céphalalgie, bourdonnements d'oreille, étourdissements; fatigue considérable. Langue humide, blanche, rouge à la pointe; ventre ballonné, douloureux à la pression; quelques taches rosées, surtout sur la poitrine; il y a eu trois selles cette nuit; râles sonores. Pouls à 96, T. 39,5. Ipéca 2 grammes. Soir, vomissements bilieux abondants; pouls plein, fort, à 100, T. 40,4.

Le 26. Subdélirium la nuit. Face rouge, taches très-abondantes; pouls à 96, T. 38,4. Soir, pouls à 96, T. 39,9.

Le 27. Les yeux s'entourent d'un cercle noir; subdélirium, insomnie. Face rouge; ventre ballonné, douloureux, couvert de taches; une selle seule. Pouls à 96, T. 38,2. Deux verres d'eau de Sedlitz; une pilule d'opium le soir. Soir, pouls à 108, T. 39,8.

Le 28. Délire très-fort. Langue rouge et sèche, peau sèche; diarrhée très-modérée malgré le purgatif; pouls à 108, T. 39,2. Lotions vinaigrées; soir, pouls à 104, T. 40,2.

Le 29. Délire; peau sèche; une seule selle. Pouls à 108,

T. 38,8. Dans la journée, somnolence et rêvasseries ; le soir, pouls à 112, T. 40,7.

Le 30. Subdélirium, somnolence ; ventre ballonné et douloureux ; les taches sont en nombre considérable ; une seule selle ; râles sonores. Pouls à 96, T. 39,7. Soir, pouls à 100, T. 40,1.

Le 31. Délire, sueur ; la langue est humide ; il y a eu trois selles. Le malade maigrit. Pouls à 96, T. 38,2. Rhum 60 grammes ; vin de quinquina 60 grammes. Soir, pouls à 104, T. 40°.

1er novembre. Délire nécessitant la camisole ; langue noire et fuligineuse, abattement ; ventre ballonné, quatre selles ; râles sibilants dans toute la poitrine ; pouls à 112, T. 38,4. Le soir, délire, pouls à 116, T. 39,8.

Le 2. Abattement, pâleur de la face ; pendant la visite, le malade rend, dans une selle, des caillots noirs et du sang rouge ; odeur infecte ; le ventre ballonné n'est pas sensible. Les contractions du cœur ne sont pas très-énergiques, et cependant le pouls est sec et frappe le doigt fortement, à 108, T. 38,8. Rhum 120 ; glace sur le ventre. Soir : on a trouvé dans les alèzes une quantité de sang noir ou rougeâtre évaluée à plus d'un litre ; les mains sont froides, la face est blanche, les muqueuses sont décolorées ; la peau est froide, couverte d'une sueur visqueuse ; le pouls insensible ; au cœur on compte 130 battements, T. 39,8. On réchauffe les membres, on fait boire du vin.

Le 3. Subdélirium cette nuit ; on a changé deux fois les alèzes qui étaient pleines de sang ; le malade présente l'aspect de l'anémie la plus complète, cependant le pouls est sensible, à 120 ; T. 36,5. Souffle à la base du cœur, très-léger. Râles sibilants avec quelques bulles aux bases. Rhum, 60 gr. Potion avec extrait de ratanhia, 4 gr., teinture de cachou, 1 gr. Le soir, l'hémorrhagie n'a pas reparu, le pouls est plus fort, à 110 ; T. 38,6. Le malade a vomi la potion.

Le 4. Une selle sanglante cette nuit, un peu de délire ; la potion n'a pas été supportée. Anémie extrème, langue croûteuse, sèche ; le ventre est moins ballonné. Mêmes râles. On applique sur le ventre des serviettes froides ; limonade sulfurique, 120 gr. de rhum. Pouls à 108, T. 38,5. Le soir, on note une somnolence comateuse, mais il n'a pas été rendu de sang. Pouls bien marqué, à 120, T. 40,4.

Le 5. Somnolence, faiblesse ; le pouls est dur, à 108 ; T. 40,1. Céphalalgie intense, peau sèche ; ventre plat ; les taches disparaissent ; selles involontaires, ne contenant plus de sang. Le soir, pouls dur et sec, dépressible, à 112 ; T. 40,2.

Le 6. Hier soir, une selle renfermait une grande quantité de sang rouge et noir; le pouls est mou, à 108; T. 39,5. La faiblesse est extrême; peau moite, froide; céphalalgie; ventre plat; langue humide, pâle; on ajoute 6 gr. d'acétate d'ammoniaque; le soir, pouls, 108, T. 39,3.

Le 7. Somnolence calme; le pouls est mou, la peau moite; selles noires: râles sibilants. Pouls à 100, T. 39°. Le soir, pouls, 112; T. 39,3.

Le 8. Il n'y a pas eu de nouvelle hémorrhagie; délire tranquille, abattement; ventre plat; pouls petit, à 108; T. 38,8. Le soir, pouls à 112, T. 39,8.

Le 9. Délire; le malade a été se coucher dans un lit voisin; la faiblesse est un peu moindre; la diarrhée diminue; pouls à 108; T. 39,1. On ordonne des œufs. Soir; les premières bouchées de l'œuf ont déterminé un vomissement abondant de matières bilieuses; pouls, 118; T. 39,9.

Le 10. Même état; pouls, 108; T. 39,8; soir, pouls, 120; T. 40,3.

Le 11. Le malade a mangé deux œufs; deux selles jaunes, liquides; langue sèche, délire la nuit; pouls à 108. T. 39,2.

Soir. Les œufs ont été bien supportés; pouls à 124; T. 39,6.

Le 12. Même état; pouls 108; T. 39°; on ajoute du carbonate de fer au traitement. Soir; il a été rendu plusieurs gros caillots de sang pur et une quantité notable de sang rouge, liquide; il n'y a cependant pas d'hémorrhoïdes. Pouls à 132, très-petit; T. 40,1.

Le 13. Délire la nuit; grande faiblesse; cependant le malade prend intérêt à ce qui l'entoure; pouls, 120; T. 38°.

Soir. Appétit; pouls, 104; T. 38,2.

Le 14. Sueur, un peu d'appétit; pouls à 96; T. 35,5.

Soir. Pouls, 100; T. 37,8.

Le 15. Les selles sont moins liquides, appétit; le ventre est plat, peu sensible; le délire a cessé; les poumons sont libres; sueurs très-abondantes. A partir de ce jour, la convalescence est régulière, mais lente; le malade mange, reprend ses forces peu à peu. Il sort à la fin du mois.

On a pu voir toute la gravité des faits précédents, et cependant, les malades ont guéri; quoique l'ensemble des phénomènes morbides indiquât que l'on avait affaire à des cas tout à fait sévères, malgré les hémorrhagies les plus abondantes, la terminaison a été heureuse; mais nous ferons remarquer que la dyscrasie sanguine était modérée, car dans l'observation 14, le sang était en caillots. De plus, nous ferons observer que la dernière perte de sang a été suivie de la déclaration formelle de la convalescence, au lieu d'amener après elle une recrudescence dans la gravité des symptômes. Dans les deux observations qui vont suivre, on verra la dyscrasie sanguine se révéler soit au début de la convalescence, soit même dès le commencement de la maladie, et amener la mort au milieu d'un concours de phénomènes, parmi lesquels les hémorrhagies jouent un grand rôle.

Obs. XV. — Dothiénentérie adynamique. — Symptômes cérébraux graves.— Diarrhée, congestion pulmonaire modérée. — Au début de la convalescence, épistaxis, entérorrhagies multipliées, anémie, mort. — Durée : 30 jours environ.

B... (Eugénie), 12 ans, de Paris, entre le 6 décembre 1871, salle Sainte-Marguerite, n 22, service de M. Triboulet, hôpital Sainte-Eugénie.

L'enfant est dans un état de stupeur qui ne permet pas d'ajoujouter foi à ses réponses, d'ailleurs bien incomplètes, et les parents ne sont pas venus donner de renseignements. Elle dit être malade depuis quinze jours, avoir souffert de la tête et des reins ; elle n'a pas eu de vomissements ni d'épistaxis ; on ne peut savoir si elle a eu de la diarrhée. Elle est de taille moyenne, amaigrie, la face est rouge et subictérique, les yeux sont égarés, les dents sèches, les lèvres couvertes de fuliginosités ; la langue est sèche avec plaques croûteuses. Le ventre est un peu ballonné et dur, douloureux vers les flancs ; gargouillement dans la fosse iliaque droite ; il n'y a pas eu de selle depuis 24 heures ; soif et inappétence, toux rare, râles ronflants et muqueux. Sur le ventre et le dos, on trouve des taches rosées, mêlées à des boutons d'acné. Pouls régulier, vibrant, dépressible.

Le 8. Agitation sans délire cette nuit ; peau et lèvres sèches, douleurs de ventre, une selle ; crachats sanglants, mais le sang vient du nez ; prostration. Pouls à 120, T. A. 40,4.

Le 9. Emétique, 0,05 avant la visite ; pas de vomissement ; hier une selle en diarrhée ; la face est creuse, les yeux sont égarés ; pouls vibrant à 120.

Le 10. Trois selles liquides, la malade fait sous elle, le ventre se ballonne ; taches rosées nouvelles. La peau, la bouche sont excessivement sèches ; plaintes et gémissements continuels, surdité, parole impossible ; les yeux sont brillants, fixes ; pouls dicrote, à 120.

Traitement. Julep avec 2 gr. d'acétate d'ammoniaque.

Le 11. Strabisme interne, subdélirium. Le ventre est gros, cinq selles liquides et involontaires ; pouls à 142 : acétate d'ammoniaque, 3 gr.

Le 12. Peau moite, langue humide, mais les lèvres sont encore sèches ; le pouls, à 120, a pris de l'ampleur. Cinq selles, les yeux perdent leur éclat méningitique. Quelques râles sibilants. On ajoute des affusions froides au traitement.

Le 13. Même état, 4 selles ; pouls dicrote, à 124 ; on remplace l'acétate d'ammoniaque par de l'extrait de quinquina.

Le 14. Limonade magnésienne avant la visite ; 4 selles dans la même journée, délire le soir.

Le 15. Même état, figure maigre et cave ; pouls à 124.

Le 16. Somnolence continuelle, mais on réveille facilement l'enfant ; langue sèche, peau sans chaleur ; les selles deviennent plus fréquentes, et toujours involontaires. On ajoute au quinquina cinq pilules de camphre.

Le 18. Peau moite, pouls vibrant, à 116, face colorée, langue humide avec enduit grisâtre très-prononcé. Trois selles. Râles sous-crépitants aux deux bases ; mais l'intelligence est plus nette, la surdité a disparu. L'enfant refuse tout aliment.

Le 20. Langue humide ; l'enfant demande le vase, pouls à 104.

Le 21. Figure fatiguée, les lèvres saignent : trois selles liquides ; un peu d'appétit, pouls à 88.

Le 22. Huile de ricin, 20 gr.

Le 23. Hémorrhagies par le nez, la bouche et l'intestin ; deux ecchymoses sur la face ; paleur, anémie profonde ; pouls à 120, faible.

Traitement. Eau de Rabel, 10 gouttes, extrait de ratanhia, 4 gr.

Le 24. Les selles contiennent une grande quantité de sang, les lèvres saignent constamment ; pâleur, sueur abondante et froide ; pouls à 132, insensible. Râles sous-crépitants fins des deux côtés.

Le 25. Les hémorrhagies ne s'arrètent pas ; même état ; pouls à 138.

Le 27. Le sang s'est arrèté hier ; il a reparu ce matin, dans une selle ; les lèvres, les gencives, le nez laissent toujours suinter un peu de sang ; une eschare se prépare au sacrum. Pouls à 142 ; mêmes râles ; anémie absolue. Mort dans la journée.

Le 29. *Autopsie.* — A la fin de l'intestin grêle, on trouve trois ulcérations rondes, du diamètre d'une pièce de vingt centimes ; elles sont planes, taillées à l'emporte-pièce, peu profondes ; la plus voisine du cæcum est entourée d'un cercle noir, formé par du sang épanché sous la muqueuse ; les deux autres ne sont entourées d'aucune vascularisation ; toutes trois semblent des ulcérations typhoïdes en voie de cicatrisation. Les plaques de Peyer sont indiquées par une légère saillie. Dans le cæcum, la muqueuse est rouge, injectée, épaisse, présente de petites ulcérations irrégulières, et des follicules clos blancs et volumineux.

Foie mou, de teinte jaune, avec de larges plaques bleues sur les bords.

Rate grosse et molle.

Reins mous, exsangues, jaunes.

Cœur flasque et décoloré.

Le poumon droit présente au sommet un tubercule crétacé et des cicatrices fibreuses ; dans la partie postérieure des lobes inférieurs, coloration noirâtre ; à la coupe, écoulement de sang noir, spumeux, sans hépatisation. Les lésions sont les mêmes du côté gauche, sauf le tubercule.

Le sang, qu'on ne retrouve ni dans le cœur, ni dans les gros vaisseaux, est liquide, poisseux, violet.

Obs, XVI. — Dothiénentérie maligne. — Pas d'épistaxis, suppression des règles ; phénomènes adynamiques intenses et rapides ; épistaxis, entérorrhagies et congestion pulmonaire la veille de la mort. — Durée : 13 jours.

B... (Louise), 14 ans, née à Paris, entre le 18 mars 1871, salle Sainte-Marguerite, n° 22, service de M. Triboulet, hôpital Sainte-Eugénie.

Il y a huit jours, elle fut prise assez subitement de fièvre, diarrhée, et d'une toux légère ; soif, inappétence ; délire la nuit. Les règles qui devaient venir ces jours-ci n'ont pas paru.

Cette fille est de grande taille ; rougeur de la face sur un fond subictérique ; les yeux brillants sont entourés d'un cercle noir ; les lèvres sont fuligineuses, la langue est sèche, fendillée. Diarrhée involontaire, ventre très-douloureux, tendu, ballonné ; les grandes lèvres sont tuméfiées et présentent quelques ulcérations superficielles. Râles sibilants dans les poumons, mélangés de quelques bulles. Typhomanie ; pouls à 124.

<table><tr><td>Cazalis.</td><td align="right">5</td></tr></table>

Le 21. Emétique, 0,05 avant la visite. Pâleur cadavéreuse, sueur froide et visqueuse, pouls petit et dépressible, à 108 ; les vomissements et la diarrhée ont été presque nuls. Le délire est moins fort, mais la prostration est au comble. Rhum, 10 gr.

Le 22. Epistaxis ; selles involontaires ; dyspnée, râles sonores. Les fuliginosités de la bouche sont abondantes ; état très-grave d'adynamie ; pouls très-faible, à 136.

Traitement. Julep extrait de quinquina, 1 gr., camphre 1 gr. 50.

Le 23. Il y a eu du sang noir dans deux selles ; dyspnée, stertor, râles sous-crépitants fins aux deux bases ; face cadavéreuse, pouls à 148. Mort le soir.

Le 25. *Autopsie.* — Dans le gros intestin se trouve, sur un espace de 10 centimètres de long, une injection considérable de la muqueuse ; dans l'intestin grêle, deux plaques de Peyer présentent un début d'ulcération, et des lambeaux de muqueuse sphacélée n'adhèrent que par une extrémité à ces plaques ; plusieurs follicules isolés ont l'apparence de pustules vaccinales ; injection considérable de la muqueuse en ces points. Les ganglions mésentériques sont violets, mais peu volumineux.

Le foie est gras, ses bords sont violets ; les reins sont pâles dans] les couches corticales, congestionnés dans leur substance médullaire ; la rate est volumineuse.

Les deux [poumons présentent dans leurs lobes inférieurs la turgescence, la mollesse, la coloration noire et la congestion énorme qui caractérisent la lésion dite splénisation.

Le sang contenu dans le cœur et les gros vaisseaux est violet, poisseux, liquide ; le cœur présente une coloration violette par imbibition.

Par la lecture de ces observations, on peut voir que nous ne nous sommes pas trop avancé en répétant l'opinion de Trousseau, que les hémorrhagies n'étaient graves qu'à proportion de l'intensité de la dyscrasie, car on voit que la mort n'est survenue que dans les cas où la lésion du sang était considérable. Nous devons dire que les quatre cas de guérison que nous avons présentés ne sont pas les seuls cas inédits que nous ayons à notre connaissance ; nous pouvons justifier d'un nombre assez considérable de faits de ce genre, qu'il nous est impossible de rapporter dans ce court travail.

CHAPITRE III.

DES CONGESTIONS PULMONAIRES.

Les lésions que l'on observe dans les poumons des sujets morts de dothiénentérie, revêtent un caractère particulier ; si l'on est obligé de reconnaître que l'inflammation joue un grand rôle dans le mécanisme de leur production, il faut aussi avouer que ces lésions inflammatoires sont loin de présenter tous les caractères des phlegmasies franches, et que la congestion des vaisseaux est portée chez elles à un degré remarquable. Nous allons exposer d'abord quelques opinions émises sur la nature de ces lésions pulmonaires.

Louis (1) nous dit qu'il a rencontré la splénisation 19 fois, l'inflammation au premier ou au second degré, 17 fois ; l'hépatisation était rare, et dans 3 cas seulement, elle occupait un lobe presque tout entier. Grisolle dit à peu près la même chose, et insiste encore plus sur la fréquence de la splénisation.

M. Bouillaud parle à plusieurs reprises de la nature des lésions pulmonaires ; dans la clinique de la Charité (2), il les appelle un enchifrènement général des bronches, une pneumonie bâtarde. Dans la *Nosographie médicale* (3), il dit qu'on rencontre bien quelquefois des pleuro-pneumonies vraies, soit primitives, soit intercurrentes ; mais la lésion la plus fréquente est

(1) Louis, loc. cit., t. I, p. 328.
(2) Bouillaud, 1837, t. I, p, 71.
(3) Bouillaud, 1846, t. III, p. 111.

une splénisation qui se trouve surtout à la base et en arrière des poumons ; celle-ci se rattache à ces inflammations vasculaires et à cette infection du sang qui constituent l'élément le plus essentiel de la fièvre typhoïde.

M. Jaccoud ne donne pas même toujours le nom de splénisation à l'état du poumon ; les lésions pulmonaires consistent, suivant lui, en un catarrhe bronchique qui produit, en oblitérant les petites bronches, le collapsus des lobules voisins, l'atélectasie ; on trouve encore la congestion hypostatique avec ou sans œdème, plus rarement la splénisation, très-rarement les pneumonies lobaire et lobulaire.

Delarroque (1) appuie encore plus sur l'absence d'inflammation vraie dans les poumons des typhiques ; il admet le catarrhe des bronches, l'engouement pulmonaire ; la pneumonie est rare, et son développement est presque toujours le produit accidentel d'une cause physique extérieure.

M. Bazin a traité la question qui nous occupe dans sa thèse inaugurale (2) : il s'élève fortement contre l'opinion de Laënnec, qui fait des lésions pulmonaires dans les fièvres une inflammation bronchique ; il y voit seulement une hyperémie à laquelle il donne trois degrés : le premier n'est contesté par personne ; le second est souvent décrit comme étant une hépatisation, mais M. Bazin démontre qu'il ne s'agit que des lésions appelées splénisation, carnification, et qui ne sont que des degrés différents de la congestion ; le

(1) Delarroque, loc. cit., t. I, p. 42, 43, 44.
(2) Bazin. Thèse de Paris, n° 300, 1834.

troisième degré est l'apoplexie pulmonaire. La congestion pulmonaire peut être tellement intense qu'elle devient le phénomène principal de la maladie. Lorsqu'on trouve à l'autopsie une inflammation réelle du poumon, c'est une véritable complication, très-rare, et qui ne rentre pas dans le tableau de la fièvre typhoïde.

L'opinion de M. Bazin a trouvé un appui dans celle de M. Béhier (1); le professeur de l'Hôtel-Dieu affirme également la nature spéciale des lésions pulmonaires dans la fièvre typhoïde : ce sont des congestions, et la complication phlegmasique est très-rare. M. Béhier recherche dans les caractères anatomiques de la lésion les preuves qu'il ne s'agit pas là d'une inflammation réelle ; la couleur, le poids, l'absence incomplète de crépitation, etc., peuvent être attribués à l'hyperémie, aussi bien qu'à l'inflammation ; l'absence d'hépatisation est caractéristique. Enfin, si la congestion est trop intense, il survient de l'apoplexie.

Comme les deux auteurs qui précèdent, M. Chèdevergne pose en principe que les manifestions pulmonaires de la fièvre typhoïde sont de nature congestive; elles s'accompagnent souvent de sécrétions séreuses qui remplissent les alvéoles pulmonaires, et se terminent quelquefois par une inflammation spéciale ou par une véritable apoplexie. Mais, ce qui caractérise les remarques de cet auteur, c'est qu'il s'attache à différencier les lésions dues à une congestion active de celles qui constituent une pneumonie hypostatique ;

(1) Béhier. De la fièvre typhoïde à forme thoracique et de son traitement ; *Arch. gén. de méd.*, nov. 1857.

celle-ci se développe toujours à la partie inférieure et postérieure des poumons, et n'a pas de limites bien tranchées ; l'autre est bien circonscrite; elle se montre en un point quelconque du poumon, dans les premiers temps de la maladie et elle suit une autre marche. D'un côté, il y a congestion torpide, de l'autre une congestion active.

Sans doute, M. Chèdevergne a donné là des caractères excellents pour différencier une hyperémie active d'une congestion hypostatique ; mais il arrive souvent qu'un mouvement, qui présentait au début tous les caractères de la spontanéité, prenne une autre valeur par la suite. Lorsque les râles sont mobiles, que la congestion passe des poumons à la peau, ou au cerveau, ou à l'intestin, on est fondé à déclarer que ce mouvement est actif ; mais, lorsque le malade, épuisé par la longueur ou la gravité de l'évolution morbide, reste étendu sur le dos, que le cœur perd de sa force, que le sang perd ses qualités nutritives et se décompose, l'hyperémie active se transforme peu à peu et fait place à une stase de sang dans les capillaires pulmonaires, qui n'est autre chose qu'une congestion passive, une pneumonie hypostatique.

En définitive, il nous semble que les recherches anatomo-pathologiques conduisent à ce résultat que les lésions pulmonaires qui surviennent dans le cours de la dothiénentérie sont de nature congestive. La splénisation, qui est l'état le plus fréquent dans lequel on trouve les poumons après la mort, n'est, d'après Rindfleisch, autre chose qu'une congestion. Mais nous pouvons présenter d'autres considérations qui conduisent au même résultat. M. Béhier insiste sur ce fait que ces complications pulmonaires sont mobiles, et surtout que leur intensité est en rapport inverse avec celle des congestions cutanées. En effet, nous avons rapporté dans le chapitre Ier l'observation d'un cas dans lequel l'apparition des sueurs a coïncidé avec la disparition des accidents pulmonaires ; la 27e observation de M. Chèdevergne est un fait du même genre ; enfin, parmi les observations qui vont suivre, on pourra remarquer plusieurs faits indiquant combien sont mobiles ces lésions pulmonaires, quand elles sont actives. Dans l'observation 12, on a pu voir des symptômes thoraciques menaçants succéder à des entérorrhagies, à des sueurs abondantes, et disparaître avec la plus grande rapidité à la suite de quelques ventouses scarifiées. Il nous semble donc que cette mobilité des symptômes, qui nous révèlent une lésion des poumons, que cette alternance que l'on observe souvent entre eux et les congestions de la peau sont encore des preuves à apporter en faveur de l'opinion que nous soutenons, à savoir que les lésions pulmonaires, dans la dothiénentérie, sont principalement de nature congestive.

C'est encore un argument à employer en faveur de notre thèse que de montrer avec quelle facilité souvent on fait disparaître les râles, la dyspnée, la toux, à l'aide des moyens révulsifs ou des émissions sanguines. Ceci est reconnu depuis longtemps, car Hildenbrand avait déjà formulé l'utilité de la saignée dans le cas de complication pulmonaire dans le cours du typhus. M. Chauffard déclare également que la saignée n'est utile dans le typhus que lorsqu'elle est opposée aux lésions pulmonaires. Les observations de M. Bouillaud sont, à cet égard, particulièrement intéressantes; on voit avec quel succès habituel sa méthode de traitement attaque les congestions pulmonaires, mais on voit aussi quelle est la gravité de ces phénomènes morbides, puisqu'ils résistent quelquefois à un traitement aussi actif. Dans sa *Clinique* (1), l'illustre professeur compare deux cas ; l'un, plus bénin, selon toutes les apparences, s'est cependant terminé par la mort, qui fut causée par une grave lésion pulmonaire ; le second, bien plus grave à première vue, s'est terminé par la guérison ; mais on n'observait dans un tableau rempli de symptômes sévères, aucun signe grave de manifestation thoracique. A côté de ces faits, on peut placer ceux qui suivent, surtout les observations 11 et 12, qui sont de beaux exemples de l'utilité des émissions sanguines dans les faits qui nous occupent.

M. Béhier, dans le mémoire déjà cité, préconise un traitement qui lui a donné de beaux résultats : il couvre le corps de son malade de ventouses sèches, et, par la lecture des observations, on voit que l'amélioration succède toujours à ces applications, surtout quand on les a faites en grand nombre (100 ventouses en vingt-quatre heures). On voyait souvent dans ces cas de petites ecchymoses à la place des ventouses, mais il n'y a jamais eu d'ulcération ni de suppuration. Il nous semble que, si la lésion attaquée par des sai-

(1) Bouillaud, t. I, p. 71.

gnées ou par un déplacement forcé du sang vers la peau était une inflammation, elle ne céderait pas aussi rapidement, et que c'est encore une preuve de la nature congestive d'une lésion, que sa disparition rapide à la suite de pareils moyens.

Nous allons rapporter plusieurs observations qui nous semblent être de bons exemples des diverses apparences que peuvent revêtir les congestions pulmonaires.

Obs. XVII. — Dothiénentérie lente, adynamique ; épistaxis, diarrhée, délire modéré ; congestion pulmonaire double, peu intense, puis plus vive, puis se localise à gauche, diminue peu à peu, puis reparaît à droite, où elle prend une grande intensité ; cyanose, adynamie. — Convalescence lente. — Guérison. — Durée : 58 jours environ.

C..., 22 ans, domestique, à Paris depuis 7 mois, entre le 24 janvier 1873, salle Saint-Roch, n° 5, service de M. Moissenet, Hôtel-Dieu.

Cette femme est d'une bonne santé habituelle ; elle eut dans son enfance une maladie grave qu'elle ne peut décrire ; depuis plusieurs semaines elle est sujette aux maux de tête et aux symptômes de l'embarras gastrique. Il y a neuf jours, frisson violent qui s'est reproduit les jours suivants avec moins de force ; céphalalgie très-vive, étourdissements sans bourdonnements d'oreille ; inappétence, soif ardente, sueur par moments ; douleurs et ballonnement du ventre sans diarrhée ; courbature, douleurs articulaires, faiblesse ; insomnie et rêvasseries ; deux épistaxis abondantes.

Le 24 soir. Décubitus dorsal, somnolence, égarement des idées, peau sèche, rugueuse et chaude ; teint subictérique ; pas de fuliginosités des lèvres ; la langue est sèche, grise, rouge sur les bords; soif ardente et céphalalgie. Respiration haute et un peu rapide, toux rare, pas de crachats ; sonorité normale de la poitrine, râles sonores disséminés. Ventre ballonné, sonore ; douleur spontanée localisée au flanc droit, pression très-douloureuse. Courbature violente, lumbago ; douleurs musculaires et articulaires très-vives, sans gonflement des articles. Urines abondantes et chargées. Pouls médiocre, à 108° T. A. 40,4.

Le 25. Insomnie, agitation, subdélirium ; une selle ; même état du reste ; P. 112, T. A. 40,2. Ipéca stibié.

Soir. Evacuations abondantes par en haut : une selle liquide très-abondante ; fatigue. Pouls à 120, T. A. 38,2.

Le 26. Une selle ; rêvasseries cette nuit, insomnie ; une tache rosée. Même état des poumons. Pouls à 112, T. A. 39,8.

Le 27. Fuliginosités sur les lèvres, langue peu humide ; une seule selle hier, dure, amenée par un lavement. Douleurs abdominales vives, ballonnement, nombreuses taches rosées, râles sonores nombreux. Pouls à 112, T. A. 39,3.

Traitement. 2 verres d'eau de Sedlitz.

Soir. Vives douleurs à l'épigastre, pas de selle ; toux fréquente, respiration haute et pénible, faiblesse, fatigue. Le cœur s'affaiblit : les deux silences sont égaux ; pouls dicrote, à 126 ; T. A. 40,6.

Le 28. Deux selles liquides cette nuit ; subdélirium ; respiration pénible ; râles sous-crépitants secs, fins ; prostration marquée, teinte bleue de la peau, moiteur. Pouls à 116, T. A. 39°.

Traitement. Vin de quinquina 60 gr.

Soir. Somnolence, grande faiblesse ; 120 pulsations, T. 40°.

Le 29. Deux selles liquides, pas de délire ; toux grasse, respiration plus facile, plus calme ; aux deux bases, râles à bulles plus grosses, inégales ; pouls à 112, T. A. 39,6.

Soir. Cyanose, respiration fatiguée ; pouls dicrote à 120, T. A. 39,8.

Le 10. Délire actif cette nuit ; langue sèche, haleine fétide ; somnolence, cyanose ; râles sonores disséminés, râles sous-crépitants seulement à la base gauche. Pas de selle ; pouls dicrote, faible, dépressible à 108 ; les bruits du cœur sont faibles et sourds ; prostration extrême. T. A. 38,6.

Traitement. Toujours 60 gr. de vin de quinquina ; affusion froide.

Soir. Cyanose, une selle. Pouls à 112, T. A. 39,4.

Le 31. Deux selles liquides ; la malade a assez de force pour s'asseoir sur son séant ; les bruits du cœur sont plus nets ; 124 pulsations, T. A. 39°. Même traitement.

Soir. Pouls à 120, T. A. 39,8.

1er février. Nuit tranquille, pas de selle, sueur ; les râles sonores ont presque absolument disparu ; râles muqueux seulement à gauche ; pouls à 124, T. A. 39°.

Traitement. Deux verres d'eau de Sedlitz ; ut suprà.

Soir. 124 pulsations, T. A. 39,8.

Le 2. Trois selles ; affaiblissement, cyanose d'un bleu foncé, 124 pulsations, T. A. 38,8.

Traitement. Vin de quinquina, 60 gr. ; lotions vinaigrées.

Soir. Pouls à 116, T. A. 39,6.

Le 3. Prostration, coloration de la peau d'un bleu pâle ; langue bleue ; le ventre médiocrement ballonné ; respiration pénible ; râles sous-crépitants nombreux dans le tiers inférieur du poumon droit ; pouls à 128 ; T. A. 39,4.

Traitement. Ut suprà : douze ventouses sèches côté droit de la poitrine.

Le 4. Deux selles, dont une solide ; langue sèche et bleue ; la cyanose est remarquable ; la malade ne peut plus se lever, gémit à chaque moment. Râles plus fixes et plus abondants qu'hier ; pouls dicrote, à 136, T. A. 38,2.

Soir. Pouls à 116, T. A. 39,2.

Le 5. Trois selles molles ; la teinte de la peau est rouge ; sommeil cette nuit ; la malade est plus forte, la tête est plus libre ; pouls à 116, T. A. 38,2.

Soir. 124 pulsations, T. A. 40,1.

Le 6. Délire cette nuit ; la malade est retombée dans son état d'accablement ; pouls à 132, T. A. 39,6.

Soir. Pouls à 128 ; T. A. 39,5 ; somnolence et cyanose.

Le 7. Somnolence agitée ; grande faiblesse ; les râles sous-crépitants remontent au-dessus du milieu de la fosse sous-épineuse, à droite ; une selle. Pouls, 120, T. A. 38,5.

Soir. 116 pulsations, T. 39,7.

Le 8. Deux selles molles ; râles semblables à droite, quelques bulles et rhonchus à gauche ; face pâle ; le ventre est encore un peu sensible. Pouls à 112, T. A. 38,3.

Soir. Pouls à 136, T. A. 40,4 ; frisson.

Le 9. La malade a vomi sa tisane ; amaigrissement ; mêmes râles ; on cesse les lotions vinaigrées. Pouls, 104, T. A. 38,3.

Soir. 132 pulsations, T. A. 39,9. Epistaxis légère.

Le 10. Même état ; pouls 116, T. A. 38,4.

Soir. 128 pulsations, T. 38,2 ; somnolence.

Le 11. Faiblesse et somnolence ; face pâle, amaigrissement ; ventre souple, indolent ; deux selles molles ; râles sonores à gauche ; à droite, râles sous-crépitants, remontant jusqu'à l'épine de l'omoplate. Pouls, 108, T. A. 37,6.

Le 12. Pouls, 128 ; T. A. 39°. Sulfate de quinine, 0,50.

Soir. 128 pulsations, T. A. 39,2.

Le 13. Prostration marquée, fuliginosités des lèvres et des dents ; délire modéré cette nuit ; pouls, 108, T. A. 37,3.

Traitement. Vin de quinquina, 120 gr. Potion avec musc, 0,05. Sulfate de quinine, 0,50.

Soir. 120 pulsations, T. A. 39°.

Le 14. Une selle ; les râles ont bien diminué ; les bruits du cœur sont nets ; appétit, le pouls est bon, à 96, T. A. 37°.

Soir. Pouls, 120, T. A. 38,4.

Le 15. Pouls 96, T. A. 36,8 ; deux selles.

Soir. Pouls 116, T. 37,8.

Le 16. 3 selles ; convalescence. On supprime le musc. Pouls à 84, T. A. 36,9.

Soir. 108 pulsations, T. 37,8.

Le 17. Pouls 92 ; T. A. 37,4 ; soir, pouls 92, T. 38°.

Le 18. Appétit ; râles sonores ; quelques bulles à doite ; du reste, la fièvre a disparu absolument.

Le 20. Deux selles molles, les râles ont disparu.

Le 1er mars. Quelques coliques, constipation.

Le 11. La malade part pour le Vésinet.

Voici un cas dans lequel la maladie s'est traînée avec une lenteur insolite ; à plusieurs reprises, on a noté la teinte bleue asphyxique de la peau, l'affaiblissement du cœur, la faiblesse, la prostration de la malade ; aussi, y avait-il tout lieu de craindre une terminaison fatale, car la plupart des symptômes annonçaient une adynamie fort grave. Mais les phénomènes observés du côté des poumons nous apprirent que leurs lésions avaient un caractère de mobilité qui devait diminuer ce que le pronostic avait d'alarmant. En effet, les premiers signes indiquaient un catarrhe bronchique modéré ; au 13e jour, apparurent des râles sous-crépitants fins, indiquant que la lésion s'était étendue jusqu'aux fines bronches, des deux côtés ; au 15e, les râles bullaires avaient disparu à droite ; au 18e, les signes de congestion pulmonaire étaient bien peu intenses ; mais au 19e, le poumon droit était envahi à son tour, on y entendait des râles bullaires fins, qui

occupèrent un espace de plus en plus considérable, et
qui ne diminuèrent d'intensité que vers le trentième
jour. La mobilité de phénomènes morbides qui, après
avoir occupé deux poumons, se concentrent sur l'un
d'eux pour l'abandonner ensuite et se rejeter sur
l'autre, doit plaider en faveur de leur nature active et
spontanée. Il ne s'agit pas là d'une hyperémie torpide
due au décubitus ou à la faiblesse du cœur, mais d'un
mouvement organique égal à tous ceux dont la réunion
constitue la dothiénentérie. Aussi, l'issue de cette
longue maladie fut-elle heureuse.

J'ai cité déjà des observations dans lesquelles les
manifestations pulmonaires avaient alterné avec
d'autres phénomènes; si on veut bien se rapporter
aussi à l'observation 11, on verra que, pendant tout le
cours de la maladie, les phénomènes thoraciques res-
tèrent bénins, tandis que les selles contenaient du
sang continuellement; puis les entérorrhagies cessent,
la diarrhée diminue, les râles emplissent la poitrine,
le pouls monte de 112 à 140, et tous ces symptômes
disparaissent avec la plus grande rapidité au moment
où du sang se montre encore dans les selles. N'est-ce
pas encore là un exemple de fluxions actives frappant
l'intestin, puis le poumon, et encore une fois l'intestin ? Et ne voit-on pas combien cette mobilité des congestions est de favorable augure, puisque la malade
guérit très-rapidement, après avoir présenté des entérorrhagies multiples et une congestion pulmonaire
très-grave ? Nous voyons donc par ces exemples que
les congestions pulmonaires mobiles sont des accidents
graves certainement, mais beaucoup moins cependant

que les phénomènes de même genre qu'il nous reste à étudier.

Les congestions pulmonaires fixes sont effectivement beaucoup plus graves que les hyperémies mobiles ; on sait, en effet, que bien des dothiénentéries se terminent au milieu de phénomènes d'asphyxie lente, dus à une congestion pulmonaire de plus en plus envahissante, d'autant plus grave que l'adynamie générale est plus prononcée. Cette persistance de la congestion amène quelquefois une inflammation réelle du poumon, ce qui constitue une des complications les plus graves de la fièvre typhoïde. Mais si on voit ces phénomènes d'asphyxie survenir lentement et vers la fin de la dothiénentérie, on peut les observer aussi vers le milieu de la maladie, et il s'agit alors d'une congestion rapide et active, qui peut causer la mort, comme on peut le voir par la lecture de l'observation suivante.

Obs. XVIII. — Dothiénentérie grave. — Délire, taches bleues. — Mort rapide par asphyxie. — Autopsie. — Congestion pulmonaire considérable.

B... (Emile), 20 ans, sculpteur, entre le 10 octobre 1873, salle Sainte-Jeanne, n° 47, Hôtel-Dieu, service de M. Moissenet.

Ce jeune homme, qui habite Paris depuis deux ans, n'a jamais été sérieusement malade ; il avoue des habitudes alcooliques fort accentuées. Il y a trois semaines, il eut froid, eut un point de côté et mal à la tête pendant plusieurs jours ; depuis dix jours, il est en proie à la fièvre et au délire, surtout la nuit ; sont survenus successivement de la dyspnée, des bourdonnements d'oreille, de la diarrhée.

Etat actuel. 10 octobre. C'est un homme grand, robuste ; la face est subictérique et légèrement cyanosée, les yeux sont creux, le nez est pincé. La langue est sèche, noire au milieu, blanche à la pointe et sur les bords ; bouche mauvaise, ventre ballonné, indolent, gargouillement à droite ; taches rosées lenticulaires ; taches bleues au niveau des clavicules et sur la partie supérieure de la poitrine. Respiration gênée, peu fréquente ; on entend à droite des râles sibilants et ronflants. Le cœur est sain. Peau moite, pouls à 104, T. 39,6. Soir, diarrhée jaunâtre, abondante ; pouls à 100, T. 40,4.

Le 11. Délire très-actif cette nuit ; on mit la camisole ; même état qu'hier ; les poumons sont remplis de râles sonores, et on entend aux deux bases des râles sous-crépitants. Pouls à 96, T. 39,2. Soir, délire actif, pouls à 100, T. 40°. A huit heures, coma avec respiration stertoreuse, mort à quatre heures du matin.

Autopsie. — *Thorax.* Pas d'adhérences des plèvres. Le poumon droit est volumineux, lourd, d'un rouge brun uniforme ; son tissu à la coupe se présente sous la forme d'une boue rouge, friable ; gorgée de sang spumeux ; la crépitation se sent encore, mais le tissu plonge au fond de l'eau ; les trois quarts inférieurs du poumon gauche sont absolument dans le même état. L'air ne pénétrait donc que dans les alvéoles d'un quart d'un des poumons.

Le cœur est sain ; l'aorte présente des plaques scléreuses.

Abdomen. Le côlon présente quelques points de sa muqueuse congestionnés ; le cæcum présente une coloration rouge très-marquée. Les plaques de Peyer les plus voisines de la valvule sont largement ulcérées ; les follicules clos le sont également ; les lésions ordinaires de la dothiénentérie s'observent sur le tiers inférieur de l'intestin. L'estomac est sain ; les ganglions mésentériques sont un peu volumineux et rougeâtres. La rate a triplé de volume, et son tissu est ramolli. Le foie est gros mais ne semble pas altéré. Les reins sont fortement congestionnés.

Encéphale. Les méninges ne sont que légèrement congestionnées ; le tissu cérébral est sain, de bonne consistance, sans ramollissement aucun. Le liquide ventriculaire est peu abondant.

Le sang est partout violet, poisseux, et nulle part on n'a pu trouver un seul caillot.

Malgré la persistance du délire, il semble qu'on doit rattacher la mort à la congestion si soudaine et si rapidement envahissante des poumons, puisque l'encéphale ne présentait que des lésions beaucoup trop légères pour expliquer la mort. Cependant, on pourrait encore mettre en ligne de compte l'état du sang, qui devait être privé de la plus grande partie de ses propriétés nutritives.

A la suite de ce fait de congestion violente et rapide
en voici un autre dans lequel des lésions pulmonaires
antérieures, de nature tuberculeuse, ont dû contri-
buer à maintenir le mouvement fluxionnaire dirigé
vers les poumons, ce qui a donné aux phénomènes
thoraciques une intensité suffisante pour causer la
mort. Nous la ferons suivre d'une observation de congestion pulmonaire succédant à des symptômes cérébraux, et dont l'intensité a toujours été en augmentant jusqu'à la terminaison fatale, ce qui est la marche
la plus habituelle des hyperémies pulmonaires lorsqu'elles ont pris le caractère de la fixité.

Obs. XIX. — Dothiénentérie chez un tuberculeux. — Sueurs ; congestion
pulmonaire ; diarrhée ; dyspnée croissante. — Mort par asphyxie. — Autopsie. — Pneumonie tuberculeuse, engouement des poumons. — Durée :
21 jours.

X..., boulanger, 30 ans, entre le 27 décembre 1866, dans le service. de M. Oulmont, salle Saint-Charles, nᵒ 25, Lariboisière.

Malade depuis quinze jours, il s'est fait soigner à Creil, et il
est venu à Paris hier pour entrer à l'hôpital ; sa maladie a débuté
par un frisson suivi de sueur, de fièvre, de mal de tête et de douleurs d'estomac ; la fièvre et la céphalalgie ont été très-violentes
pendant huit jours : bourdonnements d'oreille, insomnies, cau-
chemars ; pas de diarrhée, inappétence et soif ; toux et quelques
crachats.

Etat actuel. — Pâleur et sueur; pouls à 90; céphalalgie, douleur
à l'épigastre, augmentée par la toux ; celle-ci est grasse, crachats
visqueux et jaunâtres, rouillés depuis ce matin ; ventre ballonné,
taches rosées sur le ventre et le dos. Râles sibilants dans le poumon droit en arrière, râles muqueux à la base gauche et au-
dessus râles sous-crépitants fins. Purgatif.

Le 29. Ventre ballonné, cinq selles ; surdité, céphalalgie, stupeur; fièvre vive et sueur, pouls plein et fort, à 104. Toux, crachats visqueux et jaunâtres, dyspnée; rales muqueux et sibilants
à la base gauche, et râles plus fins au-dessus.

Le 30. Surdité, mêmes râles ; pouls à 96.

Le 31. Abattement, peau chaude, pouls fort, à 116. Ballonnement considérable, gargouillement, diarrhée abondante, douleur vive dans la fosse iliaque droite.

1er janvier. Pâleur de la face, chaleur vive de la peau, pouls à 120; surdité; affaissement, prostration considérable; les yeux sont fermés à moitié, la bouche entr'ouverte laisse couler un peu de salive; langue sèche et noire; le malade ne peut pas parler et ne répond que par signes; diarrhée très-abondante; le malade fait sous lui; ventre très-ballonné. Toniques.

Le 3. Pouls dicrote, irrégulier, à 110; somnolence, torpeur; même diarrhée.

Le 4. Agitation; les yeux sont ouverts, brillants, la face est pâle; pouls dicrote, irrégulier, à 120; carphologie; dyspnée, toux fréquente, sans crachats; râles muqueux très-abondants des deux côtés de la poitrine. Le soir, délire actif; mort le 5 au matin.

Autopsie. — *Abdomen.* — Le gros intestin est ballonné, mais sain. L'intestin grêle présente un grand nombre de plaques de Peyer ulcérées et de follicules clos larges et développés, dont la plupart sont ulcérés; congestion de la muqueuse. Les ganglions mésentériques sont violets, du volume d'un grain de café. La rate est amollie, friable, un peu augmentée de volume. Le foie est gros, de couleur brune avec quelques parties noirâtres, friable, ramolli.

Thorax. — Chacune des plèvres renferme un peu de sérosité; le sommet du poumon droit est dur, lourd, renferme des granulations jaunes opaques, entourées de pneumonie ardoisée; le reste du poumon est de couleur violette; à la coupe, il s'écoule un liquide spumeux, couleur lie de vin, mélange de sang et de sérosité; le tissu est friable, crépite encore.

Dans le péricarde, on trouve 50 grammes de sérosité; le cœur décoloré renferme des caillots fibrineux mous, jaunâtres, élastiques.

Encéphale. — La pie-mère est rouge, injectée, mais le cerveau est au contraire pâle et vide de sang.

Obs. XX. — Dothiénentérie grave. — Symptômes cérébraux; symptômes pulmonaires succédant aux premiers et augmentant d'intensité jusqu'à la mort. — Autopsie. — Durée : 25 jours.

D... (Célestine), âgée de 18 ans, domestique, née en Alsace, arrivée à Paris depuis trois mois, entre le 3 octobre 1872, salle Saint-Bernard, n° 8.

Cazalis. 6

L'état de stupeur de la malade et son ignorance de la langue française ne lui permettent pas de donner des renseignements bien nets; on parvient à savoir qu'elle est malade depuis huit jours à peu près, qu'elle a eu de la fièvre sans frisson, du mal de tête, mal au ventre, de la diarrhée; elle n'a pas craché de sang, n'a pas saigné du nez; elle était très-faible et très-gênée pour respirer.

Etat actuel. 4 octobre. C'est une jeune fille d'embonpoint ordinaire, couchée sur le dos, et qui se trouve dans un état complet de stupeur et d'anéantissement; les yeux sont cernés, secs; les joues rouges, surtout à droite, sur un fond subictérique; la bouche est entr'ouverte, les lèvres sont croûteuses, les dents fuligineuses et douloureuses; la langue est couverte d'un enduit sec et jaunâtre; la soif est intense, mais la malade boit peu, car elle n'a pas la force de prendre son verre et ne le demande pas. Douleur de tête modérée. Le ventre est ballonné, il y a du gargouillement à droite, pas de tache rosée visible; selles nombreuses, liquides et jaunes. Dyspnée modérée; on trouve dans les poumons des râles sonores abondants et quelques bulles disséminées, et de l'expiration soufflante au sommet droit; il y a un peu de toux, sans crachats. Le pouls est sec, bondissant, à 108, T. A. 38,4. Les bruits du cœur sont sourds.

Traitement : Cataplasmes, bouillon, potages; potion avec sousnitrate de bismuth, 4 gr.

Soir. Même état : pouls à 120, T. 40,4.

Le 5. La malade s'est levée cette nuit dans son délire; ce matin elle est tranquille, mais est encore plongée dans la stupeur; la peau est sèche, ardente. Le pouls est à 128, T. A. 40,2. La diarrhée s'est arrêtée, le ventre est ballonné; on trouve un mélange de taches rosées s'effaçant sous le doigt, et de boutons d'acné qui résistent à la pression digitale. Les râles sont moins abondants dans la poitrine.

Traitement : potion avec esprit de Mindererus, 4 gr. musc, 0,40, 2 lavements, 2 ventouses scarifiées à la nuque.

Soir : pas de diarrhée; subdélirium; pouls à 128, T. 40°.

Le 6. Cette nuit, subdélirium, rêvasseries, mais pas d'agitation; la malade répond bien mieux aux questions; la peau, la bouche sont toujours sèches; le ventre est ballonné, les tâches vraies sont peu nombreuses; pouls dur, à 128, T. A. 39,2.

Même traitement, moins les ventouses.

Soir. Le pouls est dicrote, un peu irrégulier, à 128; pas de selle, sauf avec les lavements. T. 39,8.

Le 7. Délire tranquille, sécheresse de la peau et de la bouche, raie méningitique; le ventre s'aplatit, la peau du ventre se plisse sous la main comme dans la méningite. Râles sonores abondants; crachats adhérents, légèrement visqueux, contenant un peu de sang; pouls à 128, régulier, T. A. 39°.

Traitement : huile de ricin, 40 gr., 2 ventouses scarifiées à la nuque; potion avec esprit de Mindererus sans musc.

Soir. Même état de sécheresse de la peau; une seule selle, pouls à 132, T. 40,2.

Le 8. Subdélirium, somnolence mêlée à un peu d'agitation; les urines sont rares, la peau et la bouche toujours sèches; les yeux sont fermés, et la malade ne parle pas; une seule selle cette nuit, 124 pulsations, T. A. 39°.

Traitement : une affusion froide; esprit de Mindererus; ventouses sèches dans le dos.

Soir. Somnolence, raideur du cou qui porte la tête en arrière; 128 pulsations, T. 40,6.

Le 9. La nuit a été tranquille, la figure est calme et reposée; il y a eu une selle abondante hier soir. On entend du souffle à la pointe de l'omoplate à droite, des râles sonores et muqueux dans le reste des poumons; la base droite donne à la percussion un son obscur; le pouls est à 124, T. A. 39,3.

Même traitement, vésicatoire à la base droite.

Soir. Rougeur de la face à droite; pas de selle; pouls à 140, T. 39,8.

Le 10. Délire actif cette nuit, la malade s'est levée souvent; décubitus dorsal ce matin, face très-calme, naturelle; la peau du ventre est souple, mais sèche; quelques ecchymoses ont paru à la place où avaient été appliquées les ventouses du 8. Râles sous-crépitants fins à la base droite. Le pouls est à 128, T. A. 39,2. La peau est toujours sèche.

Même traitement.

Soir. Agitation toute la journée, pas de selle; pouls, 140. T. 39,4; on ordonne un lavement purgatif.

Le 11. Le lavement a déterminé une selle très-abondante; la nuit a été agitée. Le cou a perdu sa raideur, et la malade demande le bassin et le crachoir. La peau est toujours sèche. Crachats visqueux, aérés, avec une teinte sanguine; à la base droite, râles sous-crépitants fins. Pouls dicrote, à 132, T. A. 39,4.

Traitement : ajouter une potion cordiale.

Soir. La peau moins ardente a tendance à la moiteur; pouls à 128, T. 39,2.

Le 12. Somnolence, cyanose de la face. A la base droite, matité, souffle, râles fins ; le ventre est plat, la peau est sèche, 128 pulsations, T. A. 38,6.

Soir. La malade répond bien, ouvre les yeux ; la peau est moins sèche ; on parvient à faire prendre un peu de potage ; constipation. On ordonne un lavement purgatif.

Le 13. La malade semble sortir de son abattement et a pris avec plaisir du bouillon ; la langue est humide, la peau moins sèche ; il y a eu une selle abondante. Les signes stéthoscopiques sont les mêmes, mais la respiration est très-calme. Pouls à 116, T. A. 37,8.

Même traitement.

Soir ; même état ; pouls à 132, T. 39,4.

Le 14. Hier soir, selle spontanée ; à la suite, délire violent et vive agitation ; la peau, ce matin, est sèche et ardente, le pouls faible et dépressible, à 128 ; les phénomènes pulmonaires sont toujours les mêmes. T. A. 37,5.

Traitement : julep avec 50 gr. de rhum ; affusion froide.

Soir, peau chaude, un peu humide ; la malade est calmée ; pouls à 132, T. 39°.

Le 15. La face se creuse ; respiration plaintive, sans dyspnée réelle ; la peau est sèche ; le souffle remonte jusqu'au milieu de l'omoplate, avec des râles bullaires fins aux deux temps. Pouls à 128, T. A. 38,2.

Traitement : rhum, 50 gr. ; vin de quinquina, lavement purgatif, vésicatoire à la cuisse.

Soir. Cyanose, gêne de la respiration ; la malade refuse obstinément du bouillon ou du potage ; une selle abondante. Pouls faible, dicrote, régulier, à 148, T. 40,2.

Le 16. Somnolence continuelle ; cette nuit, un peu d'agitation ; les extrémités se refroidissent ; même état du reste ; pouls à 132, très-faible, T. A. 37,8.

Traitement : rhum, vin de quinquina, bordeaux.

Soir. Même somnolence, mais la cyanose a fait place à la rougeur ; les mains et pieds sont chauds, la peau est chaude sans ardeur. Pouls plus fort, mais dicrote et dépressible à 148, T. 39,8.

Le 17. La malade a beaucoup maigri ; la face est rouge, somnolence entrecoupée d'agitation ; une selle a été amenée par un lavement purgatif ; respiration régulière et haute ; le souffle remonte jusqu'au sommet, mêmes râles ; pouls à 128, T. A. 37,8.

Traitement : 2 gr. de sulfate de quinine dans un quart de lavement ; le reste, ut suprà.

Soir. Le lavement n'a pas pu être gardé ; peau moite ; pouls à 162, T. A. 40,6.

Le 18. La peau a perdu sa sécheresse ; selle hier soir ; la malade répond aux questions par des mots inarticulés ; pouls à 116, T. A 37,8. — On tâchera de faire avaler du sulfate de quinine.

Soir. La malade a pris 0,25 de sulfate ; elle en prendra 25 autres ; pouls à 156, T. A. 39,4.

Le 19. Somnolence tranquille ; la malade a demandé du café ; figure colorée, langue humide ; une selle. Mêmes phénomènes pulmonaires. Pouls à 124, T. A. 37,8.

Trait. 0,75 de sulfate de quinine.

Soir. Le sulfate n'est pris qu'à cinq heures ; pouls, 140, T. A. 39,6.

Le 20. La malade a pris le sel de quinine, du café au lait. Ce matin, cyanose, narines pincées, se dilatant à chaque inspiration, langue noire ; faiblesse très-accusée. Souffle, râles sous-crépitants. Pouls, 132, T. A. 38,2.

Même traitement.

Soir. T. A. 39,6.

Le 21. Cyanose, somnolence, faiblesse considérable ; pas de selle ; pouls faible et dépressible, à 144. T. A. 38,1.

Soir. Coloration légère de la face ; la malade a bu son vin et sa potion de Todd ; pouls à 160, T. A. 39,3.

Mort dans la nuit, sans agonie.

Le 23. *Autopsie.* — *Encéphale.* Les méninges sont congestionnées assez fortement, surtout à droite, à la voûte ; elles se détachent facilement des circonvolutions ; la substance cérébrale est dure, saine, sans congestion ; il n'y a pas de sérosité dans les ventricules.

Thorax. Dans la plèvre gauche, il y a quelques adhérences des deux feuillets, sans épanchement ; au sommet du poumon, emphysème ; en arrière et à la base, congestion légère. Du côté droit, la plèvre est saine ; le lobe supérieur est emphysémateux, le lobe moyen en partie dur, rouge, violacé ; les divisions des lobules sont nettes à l'extérieur ; le tissu à la coupe est dur, ne crépite pas, rouge avec quelques lobules grisâtres ; peu de liquide, pas d'hépatisation réelle, mais le tissu coule au fond de l'eau. Les bronchioles renferment du muco-pus. Le lobe inférieur est fortement congestionné.

Le cœur est de volume normal, pâle, sans être gros ; sur le bord libre de la valvule mitrale se trouve une nodosité assez épaisse, et derrière on voit quelques petits caillots fibrineux, récents.

Abdomen. Le foie a son volume et sa consistance normaux ; couleur est jaune.

Les reins, un peu pâles, sont normaux.

La rate est petite, ferme, saine.

L'intestin grêle est ratatiné ; les plaques de Peyer présentent des ulcérations énormes sur une longueur de deux mètres ; les plus voisines du cæcum ont un rebord rouge vif, épais ; les autres sont plus pâles, et les bourrelets manquent autour de quelques-unes qui semblent en voie de cicatrisation. Congestion de la muqueuse.

Le gros intestin est météorisé, injecté ; les follicules clos sont saillants.

Examen des muscles. Les faisceaux primitifs présentent peu d'altérations ; on rencontre divers degrés de dégénérescence graisseuse, granuleuse, de très-rares blocs vitreux ; la plupart des fibres altérées semblent en voie de régénération.

Il ne faudrait pas croire que les congestions actives et fixées avec ténacité sur le poumon fussent toujours aussi graves que les précédentes ; les saignées de M. Bouillaud, les ventouses sèches de M. Béhier, d'autres moyens encore peuvent être employés avec succès. Voici un exemple de ce que peuvent les vésicatoires en pareil cas ; cette puissante révulsion a fait disparaître des râles qui devenaient de plus en plus abondants, au moment où les autres symptômes marquaient, au contraire, de la tendance à diminuer d'intensité. Cette aggravation des lésions pulmonaires devenait d'autant plus menaçante que l'on voyait bien, par l'amélioration de l'état des autres organes, que le moment de la convalescence s'approchait, et que les signes stéthoscopiques auraient dû alors diminuer d'abondance et de gravité.

Obs. XXI. — Dothiénentérie à forme thoracique. — Début pendant les règles, arrêt des règles ; diarrhée, pas d'épistaxis ; congestion pulmonaire croissante et laryngite ; un vésicatoire juge la congestion des poumons. — Durée : 22 jours environ.

G... (Léontine), 20 ans, blanchisseuse, née à Rouen, entre le 20 février 1872, salle Saint-Bernard, n° 26, service de M. Gueneau de Mussy, remplacé par M. Cornil.

Cette femme, d'une bonne santé habituelle, est malade depuis six jours ; ses règles plus abondantes que de coutume se sont arrêtées brusquement au quatrième jour de l'époque ; des douleurs abdominales ont paru de suite, avec de la soif, de l'inappétence, et une diarrhée abondante ; peu de céphalalgie, pas d'épistaxis. Le 18 février les douleurs augmentèrent, et il sortit par la vulve un peu de sang.

Etat actuel, 21 février. — C'est une femme de taille moyenne, de constitution régulière : l'embonpoint est conservé, mais les chairs sont molles. Décubitus dorsal ; figure fatiguée et abattue. Langue rouge sur les bords et à la pointe, avec enduit grisâtre, sèche ; lèvres sèches et fuligineuses, gencives de même. Inappétence ; le ventre est douloureux à la pression, porte des taches rosées ; diarrhée modérée. Râles sibilants disséminés dans la poitrine, toux grasse. Souffle à la base du cœur, 1er temps ; la tête est lourde, l'intelligence nette, mais il y a de la fatigue et du malaise. Pouls à 112, T. 39°.

Le 22. Peau chaude, soif, trois selles liquides. Pouls à 112, T. 39°,1. Soir, pouls à 116, T. 40°.

Le 23. Pas de selle, ventre ballonné, gargouillement, langue très-rouge et sèche ; les râles sont plus abondants. Pouls, 120, T. 40°,1.

Traitement. Deux verres d'eau de Sedlitz ; vésicatoire à gauche de la poitrine, en arrière. Soir, pouls 108, T. 40°,8.

Le 24. Six selles hier ; peau sèche, pouls faible ; ventre ballonné. Râles sonores et muqueux plus abondants aux sommets qu'aux bases. Pouls, 120, T. 39°,8. Eau de Sedlitz. Soir, pouls, 108, T. 40°,4.

Le 25. Six selles hier : le ventre est moins ballonné, la bouche devient humide, et la langue est moins rouge, T. 40°. Soir, pouls à 112, soif, chaleur sèche des membres, pouls dicrote, à 108, T. 39°,3.

Le 26. La malade se sent mieux, est un peu plus animée ; la langue et les lèvres sont plus humides, la peau est moins sèche et chaude. Un enrouement qui a débuté il y a deux jours devient de l'aphonie. Râles sous-crépitants nombreux. Pouls à 90, T. 38°,9.

Onction avec huile de croton sur le cou.

Soir, pouls à 108, T. 40°,4.

Le 27. Appétit ; les râles sont plus nombreux que jamais ; pouls à 96, T. 38°,9. Vésicatoire, une côtelette. Soir, pouls à 100, T. 39,8.

Le 28. — Appétit, enrouement, une seule selle; on ne peut ausculter à cause du vésicatoire; pouls à 92, T. 37°. Soir, pouls à 112, T. 38°,8.

Le 29. Sommeil; une seule selle, liquide; toux fréquente, enrouement, râles sibilants disséminés. Pouls à 74, T. 35°,9. Soir, pouls à 80, T. 37°,4. On alimente la malade.

1er mars. La toux diminue, les selles deviennent solides.

Le 2. La toux et l'enrouement ont disparu, les râles diminuent, l'appétit est vif, les digestions sont bonnes.

Le 7. Part à la campagne.

Dans le chapitre premier, nous avons fait remarquer qu'il semblait y avoir un certain antagonisme entre les phénomènes cutanés et les congestions pulmonaires; celles-ci nous ont paru moins graves ou de moindre durée dans les cas où des sueurs continuelles se montraient pendant la période active de la dothiénentérie. Nous avons recherché ce que devenaient les manifestations thoraciques dans les cas d'épistaxis répétées, et il nous a semblé que, lorsqu'un malade perdait fréquemment du sang par le nez, ses poumons étaient moins exposés à se prendre d'une manière sérieuse. La déperdition sanguine fréquemment répétée et naturelle doit avoir une influence au moins aussi puissante que celle des saignées et des ventouses; l'épistaxis annonce une congestion sur la muqueuse de Schneider, par conséquent un mouvement fluxionnaire actif extérieur, et l'hémorrhagie a pour effet de modérer les hyperémies internes. De toutes les observations de fièvres typhoïdes avec épistaxis répétées que nous avons à notre disposition, nous présentons ici celle dans laquelle les phénomènes pulmonaires ont été les plus marqués. On peut voir qu'ils n'ont pas été inquiétants.

Obs. XXII. — Dothiénentérie régulière; diarrhée; épistaxis continuelles et modérées; congestion pulmonaire intense, mais localisée; convalescence rapide. — Durée : 21 jours environ.

L...., 21 ans, journalier, prussien, entre le 22 février 1867, salle Saint-Charles, nᵒ 32, service de M. Oulmont, Lariboisière.

Cet homme a toujours joui d'une bonne santé jusqu'au moment où il est venu habiter Paris, il y a un an; il eut alors une maladie aiguë de poitrine. Il y a dix jours, malaise, inappétence, lourdeur de tête; au bout de quatre jours, céphalalgie vive, courbature, affaiblissement, vertiges, fièvre et frissons; soif, diarrhée à raison de cinq selles par jour.

Etat actuel. Le 23. C'est un homme très-grand, de constitution régulière, à chairs molles. Décubitus dorsal, prostration, face rouge et grippée; surdité, parole embarrassée, mais la langue française lui est peu familière. Céphalalgie violente, vertiges; douleur vive au côté droit de l'abdomen, gargouillement, trois selles liquides cette nuit; la langue sèche est couverte d'un enduit jaunâtre très-épais; pas de taches rosées, ventre ballonné, résistant, sonore. Peau chaude et moite, T. A. 40°,2; pouls irrégulier, dicrote, plein, à 96. L'impulsion du cœur est forte, les bruits sont normaux. La respiration, lente et tranquille quand le malade est en repos, devient rapide et serrée quand on le fait asseoir ou parler; pas de crachats, pas de bruits anomaux dans la poitrine.

Traitement. Infusion de 0,50 de poudre de digitale, potages.

Le 24. La figure est meilleure, la surdité a diminué. Il y a eu hier dans la journée un fort accès de fièvre, avec céphalalgie, rougeur de la face, malaise extrême. Hier soir et cette nuit, écoulement de sang par la muqueuse nasale, mais le sang tombait dans la gorge; crachats nombreux de caillots noirs. Cinq selles liquides, douleur du ventre; sonorité à droite de l'abdomen, matité à gauche, taches rosées lenticulaires. La langue est blanche, la bouche sèche, l'haleine fétide, Pouls plein, à 84; les bruits du cœur sont plus sourds. T. A. 39°,6. Même traitement.

Le 25. Hier, accès de fièvre fort, à la même heure qu'avant-hier. Peau chaude, pouls large à 84, T. A. 39°,8. Céphalalgie; ventre ballonné et douloureux à droite; taches rosées, quatre selles liquides. Toux rare, crachats assez abondants de caillots noirs venant du nez; râles sibilants dans la poitrine, surtout à gauche. Même traitement.

Le 26. Même état, fièvre; deux selles liquides; pouls à 84, T. A. 39°,6.

Le 28. Il y a toujours dans l'après-midi une forte recrudescence de la fièvre, avec sueur. Lèvres croûteuses, face pâle, suante, céphalalgie : ventre douloureux, mou, pas de selle hier. Respiration courte, rapide, gènée ; râles sibilants dans les deux poumons ; râles sous-crépitants dans un point limité du poumon droit, en arrière. Epistaxis abondante hier ; en outre, des caillots noirs sont rendus continuellement dans les crachats. Pouls plus faible, à 68, bruits du cœur sourds ; T. A. 38°,2.

1er mars. Figure pâle, peau tiède ; une selle. Pouls à 60, T. A 37°. Toux grasse, crachats muqueux, mèmes râles.

Le 2. Même état, pouls irrégulier, à 54 ; T. A. 36°,8. Deux selles liquides ; toux rare, les râles ont disparu, sauf à la base droite.

Le 3. Figure bonne, légèrement colorée ; crachats sanglants ; rien dans la poitrine ; pouls irrégulier, à 44 ; T. A. 36°, 6.

Le 4. La diarrhée a cessé, appétit ; le ventre est indolent, la langue se nettoie ; pouls faible, irrégulier à 48 ; T. A. 36°,6. Une portion.

Le 5. Même état ; le malade maigrit ; pouls régulier, à 60. T. A. 36°,6. On supprime la digitale.

Convalescence régulière, grand appétit. Exeat à Vincennes le 14 mars.

Cette observation, qui est celle que nous avons entre les mains où les phénomènes thoraciques ont été les plus graves devant des épistaxis fréquentes, pourrait servir à défendre cette opinion que les hémorrhagies nasales limitent les congestions fixées sur les poumons. On trouve dans la thèse de M. Ernest Labbée (1) un cas de dothénentérie accompagnée d'une bronchite capillaire des plus intenses, suivant l'expression de l'auteur. Une première hémorrhagie intestinale fut suivie d'un abaissement de la température et d'une grande diminution dans les râles ; bientôt l'état redevint aussi grave qu'auparavant, mais une nouvelle hémorrhagie intestinale apparut, la température baissa pour de

(1) E. Labbée. Thèse inaugurale : De la température et du pouls dans la fièvre typhoïde, etc.; 1869, p. 41.

bon, et, en même temps, les phénomènes thoraciques s'amendèrent tandis que des sueurs profuses indiquaient une véritable crise. Devant un pareil fait, ne peut-on être autorisé à penser que l'hémorrhagie intestinale a joué un rôle important parmi les causes de la rétrocession des accidents pulmonaires ?

Nous avons avancé, dans le chapitre précédent, que les hémorrhagies intestinales qui succédaient à un mouvement fluxionnaire actif avaient pour premier résultat de faire disparaître ou de diminuer l'hyperémie au point où elles avaient lieu. Il était intéressant de rechercher si les crachements de sang avaient une heureuse influence sur les congestions pulmonaires. Il s'agit, bien entendu, d'hémorrhagies dues à des apoplexies pulmonaires, et non pas d'hémoptysies qui seraient causées par une dyscrasie intense : celles-ci sont d'une gravité tout exceptionnelle. Il doit se passer dans le poumon ce qui se passe dans les autres organes, et M. Fonssagrives (1) fait remarquer qu'une hémoptysie qui résulte d'une congestion active doit dégorger les vaisseaux des lobules qui étaient le siége de la lésion, et a par conséquent un heureux effet; cette hypothèse, d'une simplicité si remarquable, aurait cependant besoin du contrôle de faits précis, et les pneumorrhagies sont fort rares. La plupart des auteurs n'en parlent pas, et M. Bazin qui rapporte deux observations d'apoplexie pulmonaire, n'a pas signalé l'hémoptysie; Delarroque admet qu'on peut quelquefois reconnaître l'apoplexie aux crachats sanglants, mais il ne donne

____

(1) Fonssagrives. Thérap. de la phthisie pulmonaire, etc., p. 63. 1866.

aucune observation. Enfin, quand nous aurons rappelé que Louis n'en parle pas, on devra nous concéder que c'est là un fait bien rare. Une fois, des parents nous ont décrit des crachements de sang très-abondants chez une petite fille que nous avons observée trop tard à Sainte-Eugénie ; nous n'avons pu constater que des filets de sang dans les crachats, et doutant que les hémorrhagies qu'on nous décrivait ne fussent que des épistaxis, nous ne reproduisons pas l'observation ; du reste, l'enfant a guéri. Nous avons vu quelques crachats sanglants venant des poumons chez le sujet de l'observation IV qui a bien guéri. Enfin, notre ami Rendu nous a donné une précieuse observation que nous consignerons ici, qui montre une apoplexie pulmonaire avec crachats sanglants, et qui ne s'accompagna de phénomènes inquiétants que lorsqu'une broncho-pneumonie envahissante se fut développée autour du foyer. Le malade a guéri assez facilement.

Obs. XXIII. (Communiquée par M. le Dr H. Rendu.) — Fièvre typhoïde à forme muqueuse, en apparence bénigne ; symptômes thoraciques graves ; congestion et apoplexie pulmonaires. — Guérison.

Humbert (Jean), 20 ans, de la Hesse ; entré le 18 août 1873, salle Saint-Léon, n° 17. Sort le 15 septembre.

Cet homme est malade depuis une quinzaine ; fatigue et courbature, puis épistaxis, diarrhée, mal de ventre, fièvre le soir. La figure est assez vultueuse, l'air absorbé ; il se plaint surtout de mal de tête et de diarrhée ; il tousse depuis quelques jours. Le pouls est fréquent et rapide, à 115 ; la langue sèche et rouge à la pointe, le ventre un peu ballonné, quoique assez souple. On constate l'absence presque complète de taches lenticulaires sur l'abdomeu, mais il en existe dans la région rénale. Il existe un degré notable de congestion pulmonaire.

Limonade vineuse, pot. avec 4 gr. d'ext. mou de quinq. Cataplasmes.

Mêmes symptômes les jours suivants ; ballonnement du ventre plutôt augmenté, quelques taches rosées disséminées surtout dans le dos, peu apparentes sur le ventre. Congestion pulmonaire assez forte, mais sans souffle (ventouses sèches). Le pouls se maintient à 110 pulsations, et même tombe à 90 au bout de quelques jours ; la peau est moite, la langue sale mais humide.

Le 24. On trouve quelques crachats visqueux et sanglants d'exsudat pneumonique ; l'auscultation fait entendre en un point circonscrit de la fosse sous-épineuse droite une expiration soufflante. Du reste, aucune aggravation de l'état général ; ventouses sèches.

Le 25. Crachats sanglants, visqueux, plus abondants, état général passable ; pas de diarrhée ; 100 pulsations. La percussion attentive révèle de la matité à la base gauche ; à ce niveau, pas de murmure vésiculaire, quelques râles, pas de souffle. Vésicatoire.

Le 26. Crachats ecchymotiques très abondants ; mêmes signes stéthoscopiques. Pot. ext. de quinquina, kermès, 0,20.

Le 27. Dyspnée, sueurs profuses, pouls rapide et ondulant. On entend vers la moitié inférieure du poumon gauche un souffle assez profond et étendu ; au-dessous, murmure vésiculaire faible et presque nul. Les crachats passent par toutes les teintes de l'ecchymose, il ne se fait pas de nouvelle hémorrhagie, mais il parait y avoir de la pneumonie autour du foyer apoplectique. On supprime le kermès, on donne 60 gr. d'alcool rectifié ; ventouses sèches.

Le 28. Mêmes signes stéthoscopiques ; état grave, pneumonie envahissante, sueurs. Phosphate de chaux contre les sueurs, vésicatoire.

Le 29. Amélioration subite, bien que les signes soient les mêmes ; dyspnée moindre, température plus basse, langue humide, œil plus éveillé, ballonnement du ventre moindre. Soir : pour la première fois, il n'y a pas de redoublement de fièvre dépassant 120.

Le 30. Le mieux continue ; le malade répond beaucoup mieux aux questions, il n'est plus oppressé ; pouls mou, dépressible, à 90. Le souffle diminue d'intensité, il n'y a presque plus de crachats ecchymotiques. Le pronostic est évidemment beaucoup meilleur.

2 septembre. L'état du malade est meilleur ; il s'est levé un peu dans la journée dans le fauteuil, mais la respiration est encore soufflante, et il crache encore quelques crachats ecchymotiques. A droite existent des râles sibilants et sonores.

Le 10. Le malade se lève, marche, mange bien, digère bien.

Exeat à Vincennes le 15 septembre.

Quoique ces quelques faits semblent indiquer

que les malades qui crachent du sang, ce qui im-
plique la présence d'une apoplexie pulmonaire, ne
soient pas plus en danger que les autres, cependant le
petit nombre d'observations que nous avons pu recueillir ne nous permet pas d'avoir à ce sujet une
opinion bien fixée.

CHAPITRE IV.

DES CONGESTIONS CÉRÉBRO-SPINALES.

S'il nous a été facile de trouver de nombreux auteurs
affirmant la nature congestive des phénomènes anatomiques qui se passent dans les poumons pendant le
cours d'une dothiénentérie, il n'en est pas tout à fait
de même quand on entreprend de faire la même étude
à propos des lésions cérébrales. Cependant, quelques
auteurs nous donnent à cet égard de précieux renseignements, et nous demandons la permission de présenter ici le résultat des recherches de quelques-uns
de ceux qui nous semblent avoir examiné les faits avec
la plus grande exactitude.

M. Chèdevergne a trouvé, dit-il, trois états morbides
dans l'encéphale : une congestion périphérique qui
s'accompagnait de sécrétion de sérosité ; des exhala-
tions hémorrhagiques, des exsudations plastiques inflammatoires. Sur l'arachnoïde et la pie-mère, il a
décrit la réplétion des gros vaisseaux, la dilatation des
petits, l'injection des capillaires, des apoplexies mé-

____
(1) Chèdevergne, loc. cit., p. 111.

ningées ; à la face viscérale de l'arachnoïde, des plaques rouges, des plaques laiteuses, des corps riziformes. Les membranes présentent quelquefois des adhérences, et la couche superficielle du cerveau s'enlève avec la pie-mère ; ou bien, le cerveau est dur. Dans quelques cas, au contraire, la partie corticale des circonvolutions se réduit en bouillie rougeâtre ; c'est une véritable encéphalite, et le tout ressemble absolument à la péri-méningo-encéphalite des paralytiques généraux. Autour du bulbe et de la moelle, les méninges présentent également des arborisations, des plaques rouges, des plaques laiteuses avec épaississement de l'arachnoïde ; ces altérations se prolongent sur les origines de bon nombre de nerfs crâniens ou rachidiens. Toutes ces lésions sont, pour M. Chèdevergne, de nature congestive, et il appuie fortement et à plusieurs reprises sur ce fait, que l'hyperémie est le premier stade de ces altérations, que l'inflammation est secondaire, et de nature toute spéciale, de nature congestive.

Fritz (1) n'a fait que peu d'autopsies de fièvre typhoïde à forme cérébro-spinale ; il décrit cependant une congestion veineuse fort intense des méninges rachidiennes, des méninges cérébrales, une congestion du cerveau, mais la moelle était saine dans les cas observés par lui.

M. E. Hoffmann rapporte que les lésions cérébrales les plus nombreuses et les plus importantes qu'il ait trouvées, sont l'hyperémie veineuse des méninges, la

(1) Fritz. Étude clinique sur divers symptômes spinaux observés dans la fièvre typhoïde. Thèse de Paris, 1864.
(2) E. Hoffmann, loc. cit., p. 303.

thrombose veineuse, l'œdème méningé. Quant à la méningite, c'est un fait très-rare, il n'en a vu que quatre cas dans le grand nombre d'autopsies qu'il a faites. Ce n'est même pas une méningite vraie, c'est plutôt une tendance à la formation de fausses membranes qu'un processus inflammatoire réel. Dans le cerveau, les lésions les plus fréquentes sont celles de l'œdème, ainsi qu'un ramollissement superficiel en nappes ou en petits foyers, et des apoplexies capillaires. Dans les foyers de ramollissement on trouve une grande quantité de pigment brun, indice probable d'extravasations sanguines. On voit aisément que M. Hoffmann donne une grande place aux phénomènes congestifs parmi les lésions cérébrales du typhus abdominal, et restreint plus que personne le rôle de l'inflammation.

Dans les quelques faits qui vont suivre, ainsi que dans certains de ceux qui précèdent, on peut trouver plusieurs descriptions des lésions qui accompagnent les symptômes cérébraux de la dothiénentérie : ce sont des congestions méningées plus ou moins intenses, rarement l'épaississement inflammatoire de l'arachnoïde (obs. 9, 24), une fois seulement le ramollissement de la couche superficielle du cerveau ; enfin, l'hyperémie encéphalique. D'après ces observations personnelles, surtout d'après les descriptions d'auteurs qui ont fait des nombres considérables d'autopsie, nous nous croyons en droit d'affirmer que l'hyperémie occupe certainement la place la plus importante parmi les lésions qu'on retrouve à l'ouverture du crâne des typhiques.

M. Jaccoud rapporte le résultat des observations de
quelques auteurs qui ont poussé plus loin leurs inves-
tigations. Lebert a trouvé dans le cerveau une dégénérescence graisseuse des capillaires ; Buhl a constaté
par l'analyse chimique une augmentation notable d'eau
dans la pulpe cérébrale, et il fait de cet œdème aigu la
condition organique des troubles cérébraux du début
et de la période d'état ; Meynert a vu dans un cas de
dothiénentérie à forme méningitique des altérations
destructives des cellules cérébrales et la congestion des
vaisseaux ; dans un autre cas à symptômes insolites,
Lindner a trouvé un exsudat gélatineux à la surface
du cerveau et une hyperémie intense des plexus cho-
roïdes. M. Hoffmann a étudié d'une manière approfondie bon nombre de cerveaux de typhiques morts à la
suite de phénomènes cérébraux. Il a trouvé au micro-
scope, dans les foyers de ramollissement que nous
avons mentionnés tout à l'heure, des corps granuleux,
des cellules ganglionnaires remplies de granulations
pigmentaires, à contours indécis, offrant l'apparence
d'éléments en voie de destruction ; plus rarement, les
fibres nerveuses réunies en faisceaux ont présenté l'aspect de la dégénérescence graisseuse. Ces lésions peuvent être suivies de l'atrophie du cerveau. Ne sont-ce
pas là les indices d'une destruction plus ou moins considérable des éléments constituants du cerveau ? Et en
lisant les résultats de ces recherches, en les rappro-
chant des symptômes qui leur sont concomitants,
n'est-on pas fondé à penser que dans ces fièvres ty-

(1) Jaccoud. Path., t. H, p. 738.

Cazalis.   7

phoïdes le cerveau pourrait bien être soumis à une sorte de destruction analogue à celle des muscles, à celle du système lymphatique intestinal ? Ce qu'il nous importe surtout de considérer, c'est que, à côté de ces lésions destructives, et leur étant liés peut-être d'une manière intime, bien qu'inconnue encore, se trouvent des phénomènes de congestion et d'œdème dont nous nous occupons plus particulièrement ici.

Après avoir indiqué quelles sont les altérations les plus habituelles des centres nerveux, nous allons essayer de passer en revue les symptômes auxquels on peut les reconnaitre. Remarquons d'abord que, quelle que soit la bénignité d'une dothiénentérie, on y trouvera toujours des symptômes dits nerveux ; le malade le plus calme, le plus sain d'esprit en apparence, aura toujours un certain vague dans les idées, présentera de la difficulté à faire obéir ses muscles, et, une fois guéri, sera tout étonné de se sentir comme réveillé d'un long sommeil, n'ayant souvent qu'une mémoire confuse du temps où il était soumis à l'évolution d'une fièvre typhoïde, même la plus bénigne.

Le *délire* est un des phénomènes les plus fréquents dans la dothiénentérie ; mais il est bien loin d'avoir toujours la même signification. On peut éloigner tout d'abord le délire alcoolique, qu'on reconnaît à ses caractères particuliers, et qui ne nous occupera pas ici. Restent alors le délire violent et le subdélirium ; ce dernier est fréquent ; il peut apparaître à toutes les périodes ; au début, s'il indique une certaine perversion de nutrition des circonvolutions cérébrales, il ne peut cependant pas suffire à caractériser la forme méningée

d'une dothiénentérie ; souvent à cette période, presque
toujours dans les suivantes, il indique l'anémie cérébrale, ou plutôt l'insuffisance nutritive du sang, et il
cède aux toniques et à l'alimentation ; ce délire, ordinairement très-léger, prend cependant une assez grande
intensité lorsqu'il succède à des hémorrhagies importantes, et on peut le voir redoubler à chaque saignée
dans les observations qui nous ont été laissées par les
écrivains des époques antérieures. On peut lui donner
comme caractères (Chèdevergne) d'être passager, varia-
ble dans sa force, beaucoup plus indiqué dans certains
moments que dans d'autres, surtout pendant la nuit,
de redoubler à chaque déperdition organique considérable. A côté de ce délire, il faut placer celui qui apparaît quelques jours ou quelques heures avant la mort
des malades, dans toute autre forme que la cérébrale,
et qui peut être causé soit par l'anémie, soit par l'intoxication du sang, soit par une congestion passive due
à la faiblesse du cœur ou à l'insuffisance de la respiration. On voit que si on élimine ces divers délires, il ne
reste que peu de cas de délire actif, réellement dû à un
mouvement fluxionnaire actif dirigé vers le cerveau.
Celui-ci paraît quelquefois au début, où il ressemble
à tout autre délire des maladies aiguës ; le plus souvent, il dure longtemps et s'accompagne d'autres accidents cérébraux ; on le reconnaît à son activité, sa
violence, à sa persistance ; jamais les toniques ne le
font disparaître, et en réalité nous ne possédons que
peu de moyens de l'attaquer ; les yeux du malade sont
brillants, les conjonctives injectées, la face est turges-
cente. C'est sous l'empire de ce délire qu'on a vu des

malades accomplir des actes dont on ne les aurait jamais crus capables auparavant, se jeter par la fenêtre, se précipiter sur les personnes qui leur donnent leurs soins, briser les liens les plus solides.

Le symptôme le plus opposé en apparence au délire est le *coma* ; celui-ci a également plusieurs formes ; dans son aspect le plus grave, il succède au délire, et est une annonce de mort prochaine. On l'observe également à la fin des dothiénentéries qui se terminent par l'asphyxie ; dans ces deux cas, on trouve dans le cerveau des inflammations, des congestions actives ou passives, de l'œdème. Dans ses formes les moins graves, le coma n'est plus qu'une somnolence, qui dure tout le temps de la maladie dans la forme dite soporeuse. Elle peut encore être accompagnée d'une stupeur insolite, d'une hébétude plus marquée qu'à l'ordinaire, de subdélirium ; elle semble alors annoncer l'adynamie, plutôt qu'un état congestif. Enfin, on peut observer une somnolence comateuse au début de la convalescence, et M. Gubler la rapporte alors à une congestion utile du cerveau. M. Langlet (1), qui développe cette opinion, s'appuie sur ce fait, que l'iris est congestionné dans le sommeil, pour établir que le cerveau l'est aussi ; cette congestion cérébrale légère est utile à l'encéphale au début de la convalescence, comme lui fournissant des matériaux nutritifs en plus grande abondance au moment où s'exécute la réparation de cet organe. Il faut donc la respecter, et respecter par conséquent le sommeil qui en est l'indice.

(1) Langlet. Thèse inaugurale : Etude sur la physiologie du sommeil, 1872, p. 78.

Les symptômes précédents ne peuvent se rapporter qu'à un état morbide du cerveau ; ceux qui vont suivre sont surtout sous la dépendance de lésions des nerfs, de la moelle, du bulbe ; ce sont les troubles de la motilité et de la sensibilité.

Les troubles de la sensibilité sont des paralysies ou des hyperesthésies ; les *paralysies sensitives* sont rares dans la dothiénentérie ; Fritz (1) ne leur accorde que peu de valeur ; cependant il cite Wunderlich comme ayant observé l'analgésie coïncidant avec des ulcérations et des eschares aux extrémités. Au contraire, les *hyperesthésies*, les douleurs spontanées ou provoquées sur tous les points du corps sont excessivement fréquentes, et Fritz en fait une longue étude ; cependant, nous sommes porté à restreindre beaucoup l'importance de ces symptômes dans la fièvre typhoïde. En effet, bon nombre de douleurs sont dues simplement à des lésions locales ; celles de l'abdomen, du thorax, peuvent se rapporter aux phénomènes anatomiques qui atteignent les organes contenus dans ces cavités ; les douleurs musculaires des membres, qui donnent à certaines dothiénenteries une forme tellement particulière que M. Bazin en a fait une forme arthritique, peuvent bien se rapporter aux lésions souvent considérables des muscles. L'hyperesthésie de la peau, les douleurs névralgiques ont été l'objet d'une étude excessivement approfondie de la part de Fritz ; sans doute, ces altérations de la sensibilité sont souvent importantes et indiquent des lésions spinales bien accusées ; mais nous avons

(1) Fritz, loc. cit., p· 81.

dû restreindre leur valeur. En effet, M. Triboulet, dont nous avons eu l'honneur d'être l'interne, recherche chez tous ses malades les hyperesthésies diverses, et cela avec un soin minutieux ; nous avons pu voir ainsi que toutes les maladies aiguës fébriles, la plupart des maladies chroniques s'accompagnaient d'hyperesthésies de la peau, des muscles, des nerfs, etc., et lorsque nous trouvions des phénomènes analogues dans un cas de coxalgie et dans un cas de dothiénentérie, il nous était impossible de leur accorder dans le second cas l'importance que nous leur refusions dans le premier.

On doit cependant reconnaître que deux phénomènes douloureux ont une grande valeur ; la *céphalalgie* n'est souvent qu'un symptôme banal, lorsqu'elle paraît au début, cesse rapidement, cède à une épistaxis, à la sueur ; mais quand elle résiste à ces déperditions humorales naturelles, se fixe au front ou aux tempes sous la forme d'un bandeau qui comprime la tête, s'accroît peu à peu, ne cède à aucune médication ou reparaît rapidement après avoir paru cesser un moment, c'est un des meilleurs indices d'un état grave du cerveau. La *rachialgie* est plus grave encore ; elle se rapporte directement à une congestion ou à une inflammation des enveloppes de la moelle, et s'accompagne de phénomènes musculaires, paralysie ou contracture.

Comme altérations des sens spéciaux, on a noté fort rarement la cécité ; et on sait que la surdité est un des phénomènes les plus fréquents, mais il est impossible de dire quelle en est la cause.

Les altérations de la motilité sont des paralysies ou des convulsions. Les *paralysies* des muscles de la vie de relation sont bien rares, et on ne peut les attribuer à des lésions congestives ou inflammatoires. Les *convulsions* sont bien plus fréquentes ; on a décrit des accès d'éclampsie, de convulsions générales ; ceci est rare. Mais on observe très-fréquemment des convulsions cloniques localisées, la carphologie, les mouvements choréiformes des doigts, le tremblement, le trismus ; ces divers phénomènes, s'ils apparaissent isolés, n'impliquent pas un état dangereux des centres nerveux, mais s'ils s'unissent au délire ou aux convulsions toniques, ils indiquent certainement l'existence de graves lésions.

Les convulsions toniques s'observent surtout dans les muscles des gouttières vertèbrales ; peut-être ferait-on mieux de leur donner le nom de contractures, car elles ne vont pas jusqu'à donner lieu à un tétanos réel ; elles s'accompagnent de vives douleurs, et non-seulement empêchent le malade de s'asseoir, mais maintiennent la tête et le tronc en opistothonos, et rendent très-difficile l'action de mettre le malade sur son séant. Ces faits ont la plus haute gravité, et ne s'observent que dans les cas de congestion ou d'inflammation des enveloppes du bulbe et de la moelle. Il en est de même du spasme de l'œsophage et du pharynx, de la dyspnée nerveuse.

Il serait fort important, pour l'étude que nous faisons ici des congestions cérébro-spinales, de pouvoir rattacher les symptômes dont nous venons de parler aux lésions que nous avons décrites auparavant ; nous avons dit, en effet, que celles-ci étaient de deux ordres : lésions de destruction, lésions hyperémiques et inflammatoires. Quels sont les signes des unes et des autres ? Le problème est des plus difficiles à résoudre actuellement, et les recherches physiologiques ne nous donnent que peu d'éclaircissements à ce sujet, de sorte que nous ne nous faisons aucune illusion sur la valeur des quelques observations que nous allons exposer.

Le délire, ainsi que nous l'avons dit tout à l'heure, paraît être dû, dans quelques circonstances, à une hyperémie encéphalique ; une circulation plus active, l'exagération des phénomènes vitaux des éléments constituants de la substance grise des circonvolutions, peuvent en rendre compte. Mais ce n'est que lorsqu'il s'y joindra d'autres symptômes pouvant être expliqués par les mêmes causes, qu'on pourra certifier que l'encéphale est le siége d'une congestion active ; parmi ces symptômes, nous pensons pouvoir mettre en première ligne la céphalalgie persistante, la rachialgie, la contracture des muscles du cou, les convulsions cloniques. Comme on le voit, c'est surtout un ensemble de symptômes donnant à la fièvre typhoïde un cachet spécial, que nous expliquerons volontiers par l'hyperémie.

Il est un autre phénomène qu'on ne rencontre guère que chez les individus qui présentent une congestion cérébrale intense : c'est le coma. Mais, le plus souvent, il succède au délire, comme l'œdème cérébral et méningé succède à l'hyperémie, et malgré l'opinion de M. E. Hoffmann, qui serait disposé plutôt à expliquer le délire par l'œdème, nous sommes porté à attribuer le coma à ce dernier phénomène qui, du reste, est absolument sous la dépendance du premier.

On voit donc que, sans pouvoir affirmer que tel ou tel symptôme se rapporte à l'hyperémie cérébrale, nous pensons cependant qu'on peut la diagnostiquer à l'aide d'un certain ensemble de signes qui nous semblent devoir être attribués à cet état particulier du système nerveux central. Il nous reste à rechercher, à l'aide d'observations, quelle est la valeur de cet état vis-à-vis de l'évolution typhoïde, quelle est son influence sur le reste de l'organisme.

Les symptômes cérébraux, lorsqu'ils prédominent dans une dothiénentérie, qu'ils lui donnent un cachet particulier, doivent être considérés comme les plus graves accidents qui puissent survenir chez un malade. Les organes dont ils indiquent l'état morbide, tiennent en effet sous leur dépendance tous les autres organes de l'économie, et, lorsque le système nerveux fonctionne mal, les phénomènes vitaux de chaque partie de l'organisme subissent une grave perturbation qui a pour résultat de modifier l'évolution ordinaire et régulière de la maladie. Il en résulte que les fièvres typhoïdes à forme cérébrale présentent un désordre, un défaut d'harmonie plus ou moins marqué dans leur évolution ; c'est là ce qu'on appelle l'*ataxie*. Lorsque cette ataxie porte sur les fonctions auxquelles préside plus particulièrement le système nerveux trisplanchnique, on dit qu'il y a *malignité*. Telles sont les définitions données par Trousseau. Ces fièvres typhoïdes ataxiques ou malignes sont celles qui emportent le plus grand nombre de malades.

Il semble y avoir une sorte d'antipathie entre les congestions et inflammations des centres nerveux, manifestées par leurs symptômes habituels, et les symptômes qui correspondent à l'existence de certaines congestions. C'est ainsi que les hyperémies cutanées sont nulles ou médiocres pendant toute la durée de la maladie ; la sueur manque, les taches rosées sont en petit nombre, la peau est sèche et comme parcheminée. Si, par un traitement bien dirigé, on parvient à calmer un peu les accidents cérébraux, la peau et la langue s'humectent aussitôt, mais ces symptômes heureux disparaissent bien vite si les centres nerveux retombent dans l'état d'où ils n'étaient sortis que momentanément.

Nous avons avancé dans le chapitre Ier que les manifestations cutanées et les épistaxis n'apparaissent en même temps que dans des cas tout à fait exceptionnels ; aussi, est-il digne de remarque que dans les fièvres ataxiques, où la congestion cutanée fait défaut, les épistaxis manquent très-fréquemment. On en observe cependant ; les unes n'ont aucune influence apparente sur les désordres de l'encéphale, quoiqu'elles surviennent au même moment qu'eux, sous l'influence d'une congestion semblable (obs. 9) ; d'autres semblent les calmer, et agissent surtout en faisant disparaître la céphalalgie (Delarroque). Mais leur absence est encore le fait le plus fréquent.

D'après les quelques observations que nous avons pu faire dans le cours de nos études, il nous a paru que la diarrhée était ordinairement très-modérée dans les fièvres ataxiques ; la sécheresse du tube intestinal serait alors de même nature que celle de la peau. Cependant, dans bien des cas de constipation, la sé-crétion intestinale a lieu réellement, mais l'intestin paralysé ne l'expulse pas ; le ballonnement et le gar-gouillement sont là pour indiquer la présence de ma-tières abondantes auxquelles la paralysie des muscles intestinaux permet un séjour prolongé et nuisible dans l'abdomen.

Si l'on voit les congestions de la peau, de l'intestin, de la muqueuse nasale se restreindre dans les dothié-nentéries à prédominance cérébrale, il n'en est pas de même des congestions pulmonaires. Celles-ci peuvent manquer (obs. 9) ; mais, le plus souvent, elles sont au contraire remarquablement intenses et tenaces. C'est même la présence des râles qui permettra de faire au début un diagnostic certain entre la dothiénentérie ataxique et la méningite ; c'est principalement chez les enfants que ce diagnostic offre de sérieuses difficultés. Or, autant dans la méningite simple ou la tubercu-leuse, lorsque celle-ci survient comme première appa-rition des tubercules dans l'organisme, le poumon est sec, les bruits pulmonaires indiquent une absence complète de sécrétion bronchique, autant est fré-quente l'existence de râles nombreux chez les enfants atteints de dothiénentérie ataxique. Il y a là un pré-cieux moyen de diagnostic en l'absence de la diar-rhée.

Nous allons exposer ici quelques-unes des observa-tions qui nous ont paru offrir le type le plus accentué de la forme cérébrale de la dothiénentérie. On verra que c'est par l'étude des faits de ce genre que nous sommes arrivé aux assertions émises ci-dessus, et que celles-ci reposent non pas sur une des vues de l'esprit, mais sur l'observation attentive des faits.

Dans le premier de ces cas, on voit les phénomènes cérébraux franchement accusés ; le délire a été remplacé par le coma ; la contracture des extrémités, le trismus, la raideur des muscles du cou sont bien en rapport avec les lésions trouvées à l'autopsie. Remarquons cependant qu'on n'a trouvé dans le cerveau ni œdème, ni ramollissement inflammatoire, seulement de la congestion révélée par du piqueté sanguin. On ne peut donc mettre les symptômes cérébraux sur le compte d'une lésion qui n'existait pas. Il y a eu une épistaxis ; les lésions pulmonaires n'étaient peut-être aussi accentuées que par suite de la présence d'une caverne, indice de tuberculose antérieure.

Obs. XXIV. — Dothiénentérie à prédominance cérébrale et thoracique. — Délire, trismus, tremblement ; diarrhée ; broncho-pneumonie à droite, puis à gauche. — Mort. — Durée : 24 jours environ. — Autopsie. — Congestion du cerveau, épaississement des méninges.

P... (Claire), 11 ans, de Paris, entre le 18 janvier 1871, salle Sainte-Marguerite, n° 15, service de M. Triboulet, Sainte-Eugénie.

L'enfant est malade depuis le 4 janvier ; elle souffrait de la tête, a saigné du nez, et toussait. Il n'y a pas de renseignements, la petite malade est amenée par des voisins qui l'ont trouvée abandonnée, et ce n'est que dans la suite qu'on a pu savoir la date du début.

Etat actuel. — 19 janvier. Décubitus dorsal, prostration, surdité, perte de connaissance, délire ; trismus et tremblement des membres ; lèvres croûteuses, dents fuligineuses. Le ventre n'est pas ballonné, mais est très-douloureux. Taches rosées ; deux selles liquides jaunes depuis hier. Toux grasse, râles sous-crépitants à droite ; pouls à 136.

Le 22. Emétique ce matin, 0,03. Très peu de vomissements, fixité des yeux, raideur du cou; délire continuel et quelquefois violent la nuit, diarrhée, mèmes râles; pouls à 112.

Le 23. Plaintes, délire, raideur du tronc; l'enfant boit avec plaisir; pouls à 116.

Le 24. Le délire fait place à une somnolence comateuse; pàleur cadavéreuse de la peau; râles sous-crépitants nombreux à droite; pouls à 116.

Traitement : Limonade magnésienne, vésicatoire à droite.

Le 25. Maigreur, coma; pouls à 120.

Traitement : Rhum, 10 gr., 6 pilules de camphre.

Le 26. Coma, pâleur, contracture des extrémités; trois selles en diarrhée; râles à droite, souffle à gauche; pouls à 116.

Le 27. Mort.

Autopsie. — 28 janvier. La pie-mère et l'arachnoïde présentent une teinte opaline sur les circonvolutions supérieures des hémisphères cérébraux; les méninges sont là fort épaissies; la substance cérébrale est dure, et à la coupe, on trouve un piqueté fort abondant.

Les poumons présentent chacun une coloration foncée dans les lobes inférieurs; le tissu est lourd, crépite mal, plusieurs lobules ne s'insufflent pas; à la coupe, le tissu est ferme, il s'écoule peu de sang; plusieurs lobules tombent au fond de l'eau. Au sommet droit, petite caverne avec induration alentour.

Le cœur est flasque, pâle.

Quelques plaques de Peyer vers le cæcum sont gonflées et injectées, sans ulcération; quelques follicules présentent des ulcérations.

Le foie, volumineux, est mou et décoloré.

Les reins sont mous et d'un gris jaunâtre.

Les observations suivantes sont également caractéristiques; la dernière a moins de valeur, n'ayant pas été suivie d'autopsie; nul doute, cependant, qu'on n'eût trouvé des lésions analogues à celles que présentaient les sujets des autres observations.

Obs. XXV. — Dothiénentérie à prédominance cérébrale ; délire, convulsions, trismus ; pas d'épistaxis ; vomissements. — Congestion pulmonaire double, coma, mort. — Durée : 7 jours. — Autopsie.

C... (Gabrielle), 8 ans, entre, le 1er janvier 1870, salle Sainte-Marguerite, n° 18, service de M. Triboulet, Sainte-Eugénie.

Cette petite fille est d'une bonne santé habituelle ; depuis quelques mois, son appétit s'était fortement accru.

Le 27 décembre 1869, elle ressentit un léger mal de tête ; le 28, il y eut de l'inappétence ; on couche l'enfant, et au bout de quelques heures, elle perdait connaissance ; la face était décomposée ; vomissements, refus de boire ; plaintes continuelles, céphalalgie et point de côté à gauche.

Etat actuel. — 1er janvier. Décubitus dorsal ; la bouche est entr'ouverte ; les lèvres sont sèches, fuligineuses, les narines pulvérulentes, les yeux fixes, les paupières immobiles, à moitié fermées. La face est pâle, et légèrement cyanosée. La déglutition est facile, mais la soif est nulle ; le ventre est plat, douloureux ; on produit facilement la raie méningitique ; pas de taches rosées ; langue sèche ; pas de selle. Respiration stertoreuse, plainte à chaque expiration ; râles bulleux fins dans les deux bases ; respiration forte dans le reste des poumons ; sonorité normale de la poitrine. Le cœur ne peut être ausculté à cause des gémissements ; pouls régulier, à 148 ; peau sèche, aride, pas chaude ; il y a une heure, la religieuse a été étonnée du froid de la peau. Convulsions cloniques de peu de durée, perte complète d'intelligence ; hyperesthésie de la peau assez générale ; douleurs vives de la colonne vertébrale.

Le 2. Convulsions cette nuit ; ce matin, la déglutition est impossible ; coma, stertor. Quatre selles liquides. Souffle et râles sous-crépitants fins à la base droite en arrière ; à gauche, peu de râles. Pouls à 140.

Soir. Respiration bruyante, coma ; pouls à 172. Pas de taches rosées ; cyanose, vomissements.

Mort le soir.

Autopsie. — Le 4. Le poumon gauche est un peu congestionné en arrière et emphysémateux en avant. Le poumon droit est congestionné dans les deux lobes supérieurs ; le lobe inférieur est fort rouge, dur, friable, lisse à la coupe, sans hépatisation ; il s'en écoule un sang noir, non aéré ; en avant, la congestion est moindre.

Le cœur est normal, un peu pâle ; il contient un petit caillot cruorique ; les gros vaisseaux sont vides de sang.

La rate est un peu grosse.

Le foie est pâle, un peu jaune ; la vésicule est vide.

Les reins sont gros, exsangues ; la matière corticale est graisseuse.

L'intestin grêle est congestionné sur une longueur de 50 centimètres dans le tiers moyen et le long des 50 derniers centimètres. Les plaques de Peyer sont saillantes, couvertes de saillies et de dépressions, sans ulcération ; congestion intense autour ; les follicules clos se présentent sous forme d'élevures qui ont la même couleur rouge que le reste de la muqueuse ; vers la valvule de Bauhin, toute la muqueuse est hypertrophiée, congestionnée, de telle sorte que le calibre de l'intestin en est très-rétréci. Les ganglions mésentériques sont durs, très-volumineux, et violets.

La pie-mère est légèrement congestionnée sur les hémisphères; es gros troncs veineux sont gorgés de sang; il n'y a aucun épaississement de membranes, et, à la base, l'aspect est normal. Le tissu du cerveau est de consistance normale ; à la coupe, il y a un peu de piqueté. Un peu de sérosité dans les ventricules.

Examen microscopique des muscles.—La dégénérescence typhoïde des muscles a envahi un grand nombre de faisceaux musculaires; on observe un grand nombre de blocs vitreux, des faisceaux atrophiés, d'autres remplis de granulations graisseuses. Il n'y a encore qu'une multiplication modérée des noyaux.

Obs. XXVI. — Dothiénentérie à prédominance cérébrale ; pas d'épistaxis ; constipation ; délire, trismus, strabisme. — Grande accélération du pouls. — Congestion pulmonaire. — Mort. — Durée : 9 jours.

P... (Marie), née en Seine-et-Marne, entre, le 13 janvier 1871, salle Sainte-Marguerite, n° 15, service de M. Triboulet, Sainte-Eugénie.

L'enfant est malade depuis le 9 de ce mois ; elle a eu de la fièvre, du mal de tête, des vomissements, quelques convulsions, du délire la nuit ; douleurs de ventre, constipation. Pas d'épistaxis.

La face est grippée, subictérique, avec des plaques rouges sur les pommettes ; lèvres sèches, langue rouge et blanche au milieu ; somnolence, abattement, cris inarticulés ; l'enfant ne répond à aucune question. Ventre ballonné, sonore, très-douloureux ; raideur du tronc ; il faut employer beaucoup de force pour asseoir l'enfant. Râles sous-crépitants dans chaque poumon. Pouls à 136.

Traitement : Julep avec kermès, 0,10, et 10 gouttes de teinture de digitale.

Le 15. Il y a eu hier des vomissements, du délire, qui dure encore ; la perte de l'intelligence est complète ; plaintes et gémissements ; trismus ; constipation. Pouls à 152.

Soir. Un lavement a déterminé deux selles énormes ; trismus, fuliginosités des dents. Pas de taches rosées.

Le 16. Même état; strabisme interne de l'œil droit. 148 pulsations.

Traitement : Crème de tartre, 20 gr. ; lavement avec sulfate de soude.

Le 17. Une seule selle hier ; coma, trismus ; râles sous-crépitants à gauche. 156 pulsations.

Traitement : Vésicatoire sur le côté gauche ; looch avec 4 gouttes d'huile de croton. Lavement avec sulfate de soude.

Soir. Agitation extrème ; râle trachéal ; pouls à 164.

Mort dans la nuit.

Autopsie, 19 janvier. — La pie-mère est fortement injectée, mais n'offre pas d'épaississement ni de plaques lactées. Le cerveau est fortement vascularisé, et on trouve à la coupe un piqueté fort abondant. Le tissu cérébral est ferme.

Dans le gros intestin, il y a une éruption de grosses pustules blanches, analogues à celles de vaccin, sur un fond très-congestionné. Les follicules clos de l'intestin grêle sont volumineux, ulcérés, avec des rebords très-saillants ; les plaques présentent des ulcérations considérables, avec de gros rebords blancs autour ; il y a une très-grande différence de niveau entre le fond de ces ulcérations et leur bord ; il en résulte des plissements considérables de l'intestin. Outre ces plaques et ces follicules, on observe une multitude de petites saillies blanches, granuleuses. La muqueuse est rouge ; l'intestin contient du sang noir liquide, mêlé aux matières. Les ganglions du mésentère sont très-gros et bruns.

Le foie est mou, graisseux ; certaines parties noires sont gorgées de sang ; d'autres sont anémiées.

Les deux poumons présentent en arrière une congestion intense, et à la base un tissu durci, violet, crépitant mal et coulant au fond du vase ; les bronchioles pleines de pus aéré.

Les reins sont bruns dans la partie médullaire, gris dans la corticale.

Obs XXVII. — Dothiénentérie ataxique; délire, pas d'épistaxis, diarrhée médiocre; fréquence immodérée du pouls; congestion pulmonaire unilatérale. Mort. — Durée : 13 jours.

M... (Clémence), 9 ans, entre, le 27 janvier 1871, salle Sainte-Marguerite, n° 10, service de M. Triboulet, Sainte-Eugénie.

Cette enfant, d'une bonne santé habituelle, mais sujette aux migraines, fut atteinte, le 20 de ce mois, de céphalalgie, malaise et courbature. Depuis ce jour, elle eut de la fièvre, perdit l'appétit; diarrhée; délire la nuit et le jour; les selles étaient rendues dans le lit.

Etat actuel. — Somnolence, prostration; lèvres croûteuses; dents sèches et fuligineuses; langue sèche. Ventre souple, un peu douloureux dans les flancs; trois selles liquides involontaires; râles sibilants disséminés dans les deux poumons. L'intelligence est conservée. Pouls à 140.

Traitement : Julep avec oxymel; ablutions tièdes.
Soir. Pouls à 160.

Le 29. Délire continuel cette nuit; une seule selle; face pâle, un peu bouffie; pouls à 140.

Traitement : Acétate de potasse, 4 gr.
Soir. Pouls à 164.

Le 30. Pas de changement. Pouls à 140.

Le 31. Délire, surdité; la face est bouffie. Pouls à 152.
Soir. Pouls à 176.

1er février. Emétique, 0,03, avant la visite. Face rouge; somnolence; souffle dans le poumon droit, dyspnée; pouls insensible, à 160 à peu près.

Le 2. Emétique, 0,03. Coma; le pouls insensible.

Le 3. Mort. L'autopsie a été refusée.

On voit quelle a été la gravité de ces fièvres ataxiques, puisque la mort est survenue toujours, et souvent à une période peu avancée. Cette terminaison est la plus habituelle, à en juger par les relations laissées par tous les auteurs qui ont écrit sur la dothiénentérie, excepté par Fritz; celui-ci a rapporté bon nombre de cas de guérison de fièvres typhoïdes cérébrales; mais, à une lecture attentive, on s'aperçoit que cet

Cazalis.   8

auteur si justement regretté, accordait une grande valeur à des symptômes qui, pour nous, n'en ont pas
une aussi grande, et que les faits réunis dans sa thèse
ne sont pas ceux auxquels nous croyons pouvoir donner
le nom de fièvres à prédominance cérébrale. D'autres
observations suivies de guérison se rencontrent chez
tous les auteurs, et ici, nous remarquerons que plusieurs des médications indiquées comme propres à
faire disparaître certains symptômes nerveux graves,
sont des révulsifs cutanés, des moyens de congestion-
ner la peau, de rétablir ses fonctions. M. Chèdevergne
préconise les bains ; M. Molland (1) a vu la contracture des extrémités céder à des ventouses sèches appliquées le long de la colonne vertébrale. M. Béhier (2)
a attaqué le coma avec succès par la même méthode de
ventouses qui lui a réussi dans les cas de congestions
pulmonaires. Ne doit-on pas voir encore dans ces
succès des preuves de la nature congestive de la lésion ?

Un des faits les plus fréquents dans les cas de dothiénentérie à forme cérébrale est la fréquence exagérée du pouls ; dans les cas qui précèdent, dans
l'observation IX, cette élévation du nombre des pulsations a été progressive jusqu'à la mort; aussi, nous
semble-t-il qu'il faille accorder la plus grande valeur
pronostique à cette fréquence des pulsations. Quant
à sa cause, elle doit résider dans l'état des centres
nerveux, comme on le voit aussi dans les cas de mé-

(1) Molland, loc. cit., p. 33.
(2) Béhier, loc. cit.

ningite ; en effet, la marche du pouls est la même
dans la dernière période de la méningite et dans la
dothiénentérie ataxique ; cependant, dans l'observation XXVI, les enveloppes cérébrales ne présentaient
aucun épaississement inflammatoire. La valeur de ce
phénomène doit être énorme au point de vue du pronostic, car, si nous avons vu mourir tous les malades
qui l'ont présenté, voici l'observation d'une petite
fille qui a montré tous les symptômes de la dothiénentérie ataxique la plus grave, sauf précisément la fréquence du pouls, et qui a guéri sans phénomène
critique, presque sans médication, les médicaments
employés n'ayant pas agi.

Obs. XXVIII. — Dothiénentérie à prédominance cérébrale et thoracique ;
délire, cris, raideur du cou ; peu de selles, pas d'épistaxis ; broncho-pneumonie double. — Guérison rapide, sans phénomène critique. — Durée :
20 jours environ.

B..., 8 ans, née à Paris, entre, le 20 septembre 1870, salle
Sainte-Marguerite, nº 20, service de M. Triboulet, Sainte-Eugénie.

On ne peut obtenir sur cette petite fille de renseignements po-
sitifs ; on sait par elle-même qu'elle est couchée depuis six jours,
qu'elle a vomi, a eu mal à la tête, a eu la fièvre.

Etat actuel, 21 septembre. — Assoupissement, décubitus dorsal, prostration ; bouche ouverte ; lèvres sèches, fendillées, croûteuses ; dents couvertes de croûtes fuligineuses ; langue sèche,
rouge et fendillée. Surdité apparente, lenteur de la parole, déglutition facile. Le ventre est souple, mou, non ballonné, sensible à
la pression dans les flancs et dans les fosses iliaques ; taches
rosées pâles ; il n'y a pas eu de selle depuis dix-huit heures
Hier, il y a eu une crise d'agitation avec céphalalgie et cris
violents ; nuit calme à la suite.

La peau est moite, le pouls petit, à 104. Toux grasse, petite, rare ;
râles sous-crépitants et souffle au sommet droit.

Traitement : Julep diacodé avec kermès, 0,10. Lavement, lait
et bouillon.

Le 22. Emétique, 0,03, avant la visite. Pas d'effet. Hier soir, accès de cris et d'agitation semblable à celui d'avant-hier ; l'enfant refuse de boire ; raideur du cou ; les yeux sont brillants, fixes, bien ouverts ; le souffle s'est étendu à droite, et on en entend à la base gauche. Pouls, 88.

Le 23. Douleurs de cou, torticolis ; douleurs de ventre très-considérables ; les yeux sont égarés et brillants ; délire ; peau du ventre sèche et flasque, quoique le ventre soit ballonné. Mêmes phénomènes stéthoscopiques ; pouls à 80.

Le 24. Emétique, 0,03. Pas d'effet. Les douleurs du cou sont plus violentes ; même état ; les râles diminuent un peu. Pouls à 80.

Le 25. Somnolence cette nuit ; ventre très-douloureux ; peu de diarrhée ; souffle et râles sous-crépitants à droite ; subdélirium ; grande fatigue ; pouls à 76.

Le 27. Limonade magnésienne avant la visite ; peu d'effet.

Le 28. Langue bonne, bouche humide ; les yeux ont perdu leur éclat singulier ; l'enfant a maigri ; pouls à 60. Râles sous-crépitants, à gauche surtout. La pupille droite est dilatée.

Le 29. Sommeil tranquille ; pas de fièvre ; les selles durcissent ; le souffle a disparu ; les râles diminuent.

9 octobre. La convalescence a été très-rapide ; exeat.

CONCLUSIONS.

Cette étude serait bien incomplète si nous avions
eu l'intention de traiter de toutes les congestions qui
peuvent être observées dans la dothiénentérie ; nous
avons passé sous silence celles du foie, des reins, des
organes génitaux de la femme, de la muqueuse nasale,
des muscles. Quoique leur intérêt soit grand, cependant elles sont beaucoup plus rares et moins importantes que celles dont nous avons essayé de présenter
l'histoire; du reste, plusieurs d'entre elles ont déjà été
décrites bien mieux que nous ne saurions le faire.

En jetant un rapide coup d'œil en arrière sur les
observations que nous avons insérées dans cette thèse,
on voit que l'on pourrait, d'après leur lecture, formuler
un certain nombre de propositions. A propos des symptômes congestifs cutanés, on a pu voir que ces hyperémies étaient bénignes, qu'elles semblaient limiter
la portée, la gravité des congestions internes; l'hémorrhagie de la peau, lorsqu'elle est liée à une dyscrasie générale, doit seule être considérée comme d'un
fâcheux pronostic ; les épistaxis sont rares dans les
cas où la sueur est abondante. Les congestions intestinales ne semblent pas avoir une bien grande gravité ; les diarrhées, les hémorrhagies fluxionnaires
n'amènent l'adynamie que lorsqu'elles sont très-
abondantes, les hémorrhagies dyscrasiques ont un

caractère pernicieux qu'elles tirent de leur cause première, l'altération du sang. Les congestions pulmonaires sont fâcheuses; prolongées, elles causent l'asphyxie; intenses, elles amènent rapidement la mort; il semble que les sueurs, les épistaxis, les entérorrhagies aient influence sur elles et diminuent leur intensité. Quant aux phénomènes congestifs cérébraux, ce sont les plus graves de tous; les sueurs, les épistaxis, la diarrhée, diminuent ou disparaissent devant eux ; cependant, on peut encore espérer la guérison lorsque le pouls ne prend pas le caractère de fréquence progressive analogue à celui qu'il présente dans la troisième période de la méningite.

Telles sont les conclusions qu'on pourrait tirer de ce travail; mais il peut suggérer encore d'autres réflexions qui ne seront sans doute pas déplacées ici.

La fièvre typhoïde est une maladie qui atteint tous les organes de l'économie d'une manière ou d'une autre; aussi voyons-nous ceux qui en meurent succomber à des phénomènes très-différents. Les uns ne peuvent résister aux accidents qui résultent de l'affaiblissement du cœur, de la destruction du foie, de l'altération du sang, etc. Les autres sont emportés par des phénomènes congestifs exagérés dans leur force ou dans leurs conséquences. Cependant, dans toute dothiénentérie, chacune des causes de mort existe, mais elle se développe peu, la plupart du temps, elle n'existe qu'à l'état de menace.

Dans ce cas, on voit s'établir un équilibre entre les symptômes ordinaires de la dothiénentérie; ils sont tous modérés, aucun ne prédomine sur l'autre, ne vient gêner l'évolution régulière de la maladie, et lorsque celle-ci est terminée, l'organisme reste modifié, affaibli, mais vivant et en voie de régénération. Ce sont là les cas simples, les cas heureux ; mais cette sorte de pondération est en définitive assez rare, et le plus souvent l'équilibre se trouve détruit.

Il peut l'être de deux façons : ou bien par prédominance des phénomènes de destruction, ce qui produit une adynamie ou une intoxication exagérée ; de ces faits, nous ne nous occupons pas ici : ou bien par prédominance des phénomènes congestifs, ce que nous avons essayé de traiter dans cette thèse ; ou bien encore, l'adynamie apparaît en même temps que des congestions exagérées et leur donne un caractère de torpeur, de passivité du plus funeste augure, sur lequel nous avons insisté en plusieurs endroits.

Nous nous sommes efforcé de donner aux lésions dont nous avons parlé le caractère d'hyperémies ; nous leur avons rattaché bon nombre d'hémorrhagies ; nous avons dit que ces lésions pouvaient se changer en inflammations réelles, qui cependant sont rares, et conservent toujours un caractère spécial. Ces trois processus, inflammation, hyperémie, hémorrhagie, sont trois symptômes pour ainsi dire d'un même acte qui les produits tous trois, *la fluxion*. Derrière les phénomènes congestifs, hémorrhagiques, inflammatoires, lorsqu'ils sont actifs, bien entendu, se cache un mouvement primitif fluxionnaire.

Dans toute dothiénentérie, avons-nous dit, se développent des faits de congestion, d'inflammation, d'hémorrhagie ; dans toute dothiénentérie, par conséquent

reside un mouvement fluxionnaire ; c'est un des éléments constituants de la maladie, un des plus importants, à coup sûr le plus intéressant ; nous avons eu
pour but dans cette thèse d'étudier quelques-unes de
ses manifestations. Nous le voyons se présenter sous
deux formes bien différentes : tantôt il se fixe, tantôt
il est mobile. Lorsqu'il est fixe, sa valeur dépend de
l'organe qu'il frappe; s'il s'attache à la peau, nous
avons vu que les autres phénomènes fluxionnaires
internes étaient restreints dans leur développement,
par conséquent que la maladie poursuivait son évolution régulièrement, que le malade guérissait; s'il
s'attache aux poumons, il y a bien des chances pour
que la lésion qu'il produit, et qui a pour caractère
d'être envahissante, empêche l'hématose et cause la
mort, si on n'institue pas un traitement qui ait pour
effet d'appeler à la peau le fluxus dirigé sur le poumon ; s'il se porte sur l'intestin, il peut déterminer
des hémorrhagies ; et s'il ne disparaît pas devant elles,
il en produit d'autres qui amènent une anémie fâcheuse ; enfin, s'il frappe le cerveau, ses conséquences
sont déplorables et la maladie suit une marche toute
spéciale qui aboutit presque fatalement à la mort.
Si le mouvement fluxionnaire demeure fixé sur plusieurs organes avec une grande intensité, on comprend
aisément que la maladie soit plus grave encore.

Mais, lorsque le mouvement fluxionnaire est mobile, qu'il ne se fixe sur aucun organe, qu'il passe de
la peau au poumon, du poumon à la peau, puis à
'intestin, et réciproquement, sa valeur a bien changé.
N'ayant pas le temps de blesser profondément le point

sur lequel il porte, épuisant sa force sur plusieurs organes, sur lesquels il passe sans appuyer, il ne constitue pas un danger sérieux. Mais il peut se fixer et devenir ainsi une menace vis-à-vis du malade ; aussi le médecin doit-il surveiller ses allures avec l'attention la plus soutenue, chercher à le fixer sur la peau, ou l'y appeler toutes les fois qu'il semble avoir une certaine tendance à devenir immobile, à envahir d'une manière menaçante un des organes importants de l'économie.

TABLE DES MATIÈRES.

PARENT, imprimeur de la Faculté de Médecine, rue Mr-le-Prince, 31.

www.ingramcontent.com/pod-product-compliance
Ingram Content Group UK Ltd.
Pitfield, Milton Keynes, MK11 3LW, UK
UKHW020848120726
13693UKWH00002B/875